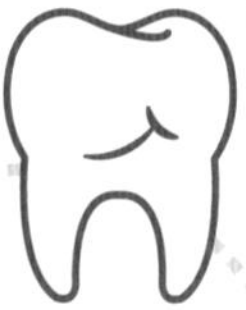

ずっと健康で長生きしたいなら 噛んで唾液を出しなさい

医療法人あした会中西歯科医院理事長 中西保二

評言社

《推薦のことば》
全体を見る医療

長年確信している常識や知識というものは、固定観念となってなかなか覆すことは難しいものです。医療関係者の多くは、長年学んできた医療の知識や知見を疑うことはしません。

しかし、それらの知識を駆使しても〝絶対に治る〟ということがないのが現実です。それでも自分の医療知識やメソッドを疑うことはしません。なぜなら、自己否定につながるからです。

医学は年々発達し高度化しているようにも見えますが、それらのほとんどは細分化された分野に特化されたものです。ところが、人体というのは細分化されたものの集合体ではなく、細胞や器官が密接につながって機能しています。現代科学は木の葉の一部分をよく分析しますが、樹木は見ていません。一本の樹木の状態を分析しても、森全体のことはわかりません。これが現代医学の実態なのです。

ところが、ごくまれに全体を見ることができる医療人がいます。その1人は間違いなく中西保二先生です。歯科医師は「歯」に特化した医療を担っていて、他の器官の疾病や治療についてあまり学ぶことはないものですが、中西先生は、人間のからだ全体から歯科を追求すると同時に、健康に直結する食養生も学んでいるのです。「歯科医科同根」とし、食べ物とその入口である咀嚼及び唾液の重要性を説いています。それが健康長寿の秘訣であると、自身の難病治療を通じて確信したのです。

本書には「中西メソッド」とでも言うべき具体的な方法が余すところなく紹介されています。私自身も医療人ですが、おおいに参考になりました。私の患者指導に「よく噛んで唾液を出すようにしなさい」が加わることになるでしょう。

医療法人社団森愛会　鶴見クリニック理事長
鶴見　隆史

はじめに

日本は2025年、団塊の世代が後期高齢者（75歳以上）になり、世界に類を見ない超高齢社会が到来します。国民の4人に1人が後期高齢者になるのです。

ご存知でしたか？

じつは私も数年後にその仲間入りをします。

「8020運動《ハチマルニイマル》」の認知度も高まり、その達成率が50％を超え、80歳になって自分の歯が20本以上残っている人が増えていることは、大変喜ばしいことです。

晩年になって8020達成はもちろんのこと、健康状態がよく、日常生活もほとんど不自由なく、社交的で認知症も明らかに少ないということが、健康長寿の必須条件になります。このような状態であれば、100歳まで人生を楽しく生きいきと過ごせます。

そのためには、第一に歯が健康であることです。食べたいものをなんでもバリバリ食べられることです。よく噛んで唾液が溢れ出て、素材を味わい「美味《おい》し～い！」と感じることが、健康の源です。

食べ物が口に入ったとき、最初に出会うのが「歯」。それからだんだん体内に入っていって消化器官で栄養となり、私たちに「生きる力と喜び」を与えてくれるのです。

私の母はひどい歯周病《ししゅうびょう》でした。昔は「歯の周りが、桶《おけ》（歯槽《しそう》のこと）」のようになって、そこから膿《うみ》が漏《も》れ出ていたので「歯槽膿漏《しそうのうろう》」と言っていました。

母はそれが原因で結局、40歳の若さで28本すべての歯を失い、総入れ歯になりました。そして、その後40年以上の長きにわたって、まったく歯のない「入れ歯人生」だったのです。

野生の動物だったら、歯がなくなることは死を意味します。幸いにも母は、私が精魂込めて作った入れ歯を亡くなるその日まで、「人工臓器」として宝物のように大切にして使い、健康寿命を全うしました。

母は、34歳でいきなり未亡人になりました。悲しいことに、歯科医だった父が39歳という若さで突然の事故により亡くなったのです。私は当時小学校4年生で、2歳と4歳違いの2人の姉がいました。

母は3人の子どもを育てるために、自分の歯のことなどかまう暇がなかったのでしょう。広島で被爆したにもかかわらず「83歳までよくぞ長生きをしてくれたなぁ」と感謝しています。3人の子どもを必死で育て苦労させた母へ、私は歯医者として少しでも「入れ歯で恩返しをしたかな」と自負しています。しかし、歯が健康であれば、もっともっと長生きをしたのではないでしょうか。今だったら「絶対に歯を抜かずにすんだのに」と悔やまれます。

私も母のように、晩年に豊かな心を培《つちか》った「豊心期《ほうしんき》」を病院ではなく住み慣れた家で、健康寿命を全うしたいと思っています。家族に見守られて、「眠るように旅立ちたいなぁ」といつも思っています。

私は、患者さんの歯をできるだけ助けたい、歯を失った患者さんを1人でも救うために歯医者になりました。

だから、「虫歯を削って詰める。かぶせる。歯を抜く。入れ歯を作る」だけが歯医者の仕事とは思っていません。歯医者の本来の仕事は、歯を1本も抜かない。歯を残すこと、そして健康長寿に寄与していくことにあるのです。

具体的には、歯科衛生士と協力して、治療した歯を二度と虫歯にしないように指導する。また、今ある歯をケアして、絶対に虫歯にならないように、歯周病で歯をなくすことのないように導くことにあるのです。


あなたは、虫歯を削られて喜びますか？

私なら削ってほしくありません。神経も取りたくありません。

ではどうしたらいいのでしょうか？

あなた自身、歯のことをもっと大事にしてほしいのです。

「自分の歯の健康は、自分で守ってほしい」のです。自分のからだの健康は、自分でケアしてほしいのです。歯医者はそのお手伝いをするのが仕事です。

ところで、あなたは歯を抜く原因を知っていますか？　歯を抜く原因の80％は、「口の中に潜《ひそ》んでいるバイ菌！」です。その正体は「ムシ歯菌」と「歯周病菌」です。汚いですが、はっきり言って「歯クソ」です。

このバイ菌を取り除けば、虫歯や歯周病からバイバイできます。そして、治療は簡単

菌のとり方をマスターすれば、あなたの宝物である歯を生涯守ることができるのです。
を取ってもらう「定期的予防処置《ていきてきよぼうしょち》」で健康な歯を維持できるし、定期的に通って、バイ
あなたが歯医者さんと顔なじみになって、口の中のバイ菌
なのです。決して難しいことではありません。

私は68歳のとき、「類天疱瘡《るいてんぽうそう》」という難病の皮膚疾患を患いました。全身の皮膚が湿疹と水泡と痒《かゆ》みで眠れなくなり、本当に地獄を味わいました。長年の食べ間違いが原因で、全身に毒素がたまって疲弊《ひへい》したからだが悲鳴をあげていたのです。

「病気は生活の赤信号だよ」

「あなたの今の生活は間違っていますよ」

「早く気づきなさいよ」

というからだからの警告でした。皮膚に突然現れた症状は「からだが治そうとするメッセージ」だったのです。

私は、3か所の皮膚科に通院しましたが、ステロイド剤や抗生物質を処方されただけで、症状は一向に治りませんでした。結局、この疾病を完治させることができたのは、

東京日本橋で開業している鶴見隆史医師によるファスティングと食養生の指導でした。

この顛末については第4章で詳しく述べますが、難病から生還した今だからはっきり言えます。「おカネで健康は買えない」「クスリで病気は治らない！」ということです。からだからの内なる声を聞いて、病気の原因を解決し、食生活やライフスタイルを改善すれば、病気は自然に治癒していくのです。

私のライフワークは、あなたが親からいただいたかけがえのない「歯」や大切な「からだ」を生涯健康な状態で使っていただくようにお手伝いすることです。

「歯の健康なくして全身の健康はありえない」「食養生なくして病気は根本的に治らない」——そのためには「歯医者さんで定期的予防処置を受けること」「よい食べ物を選び、食べ方を変え、暮らしを変えること」で、健口《けんこう》と口福《こうふく》になります。100歳になっても健康長寿でいられる秘訣はこれしかありません。

中西 保二

もくじ――ずっと健康で長生きしたいなら 噛んで唾液を出しなさい

《推薦のことば》全体を見る医療　003
はじめに　005

第1部　健康長寿の秘訣Ⅰ　歯のメンテナンス

第1章　97%の人が知らない歯の寿命のルール
――間違いだらけの歯の治療――

019
01　歯医者さんは怖い？　021
02　歯医者にも責任がある　024
03　目からウロコ　歯の「常識」は間違いだらけ！　026

1
2
3
4
5
6

04 若き日の決意 039
05 患者はリラックス、歯科医は作業しやすい環境に 041
06 歯医者との上手な付き合い方 046
07 60歳で入れ歯が必要になる? 049
08 歯を失うとQOLが大幅に低下 052
09 歯を失う原因と体質 057
10 虫歯治療の間違い 061
11 神経を取った歯は最終ステージ? 064
12 歯の寿命を延ばす秘訣とは 066

第2章　なぜ歯周病で歯が抜けるのか？――071
――歯周病をコントロールすれば歯は残る！

13　歯周病ってどんな病気？　073
14　歯周病の原因　074
15　もしかして、歯周病になっている？　077
16　歯周病が怖い本当の理由とは　079
17　歯周病による人生への悪影響とは　081
18　歯周病から歯を守るために　087
19　一度治療を受けたらもう安心？　102
20　歯周病の再発を防いで歯の寿命を延ばす　104

第3章　虫歯になる原因とセラミックの効果
――一度治療した歯を二度と虫歯にしないために　107

21　銀歯が虫歯の原因になっている　109
22　虫歯になりにくい素材で治療する　113
23　セラミックのメリット　114
24　セラミック治療の流れ　117
25　セラミックの治療例　120

第2部　健康長寿の秘訣Ⅱ　食養生

第4章　7つのセルフ・ヒーリング——123

26　自然治癒力を活用する　125

第5章　自然に治癒し、気持ちよく生きる秘訣——153

27　酵素の力　155

28　食物繊維は「免疫の暴走」を防ぐ　161

29　食べ間違いが病気を産生する　170

30　悪しき生活習慣を正そう　180

31 からだに悪い食べ物、からだによい食べ物　191

第6章　咀嚼《そしゃく》の心は母心 噛めば命の唾液《だえき》湧く　201

32 指圧の心でひらめいた「噛めば命の唾液湧く」　203
33 虫歯や歯周病の真の原因　205
34 唾液は万病予防につながる自然のクスリ　208
35 健康は「健口」から、幸福は「口福」から　211

おわりに　216

第1部 健康長寿の秘訣I 歯のメンテナンス

第1章

97%の人が知らない歯の寿命のルール

——間違いだらけの歯の治療

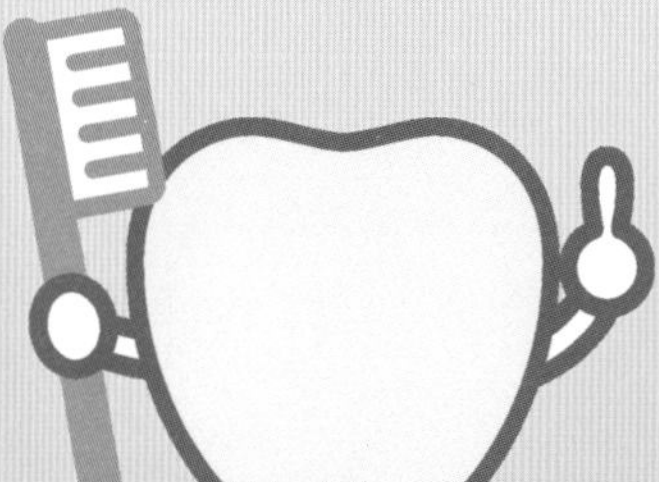

歯が残る人がいます。
歯が抜ける人がいます。
なぜでしょうか？
毎日使っている歯のことを、学校でよく教わっていないからです。

歯を残したいあなた！
今からでも大丈夫です。
歯の寿命のルールを知って、あなたの大切な歯を守りましょう。

01 歯医者さんは怖い？

あなたは、歯医者さんに行って、こんなイヤな思いをしたことがありませんか？

「せっかく意を決して行ったのに、ロクに話を聞いてもらえないまま、歯を削られた」

「歯医者に行ったほうがいいのかなぁ。でも、どうせまた、今回もちゃんと話を聞いてくれないんじゃないかなぁ」

「もう、こんな歯医者に見切りをつけて、もっといい所を見つけたほうがいいのかなぁ。でも、

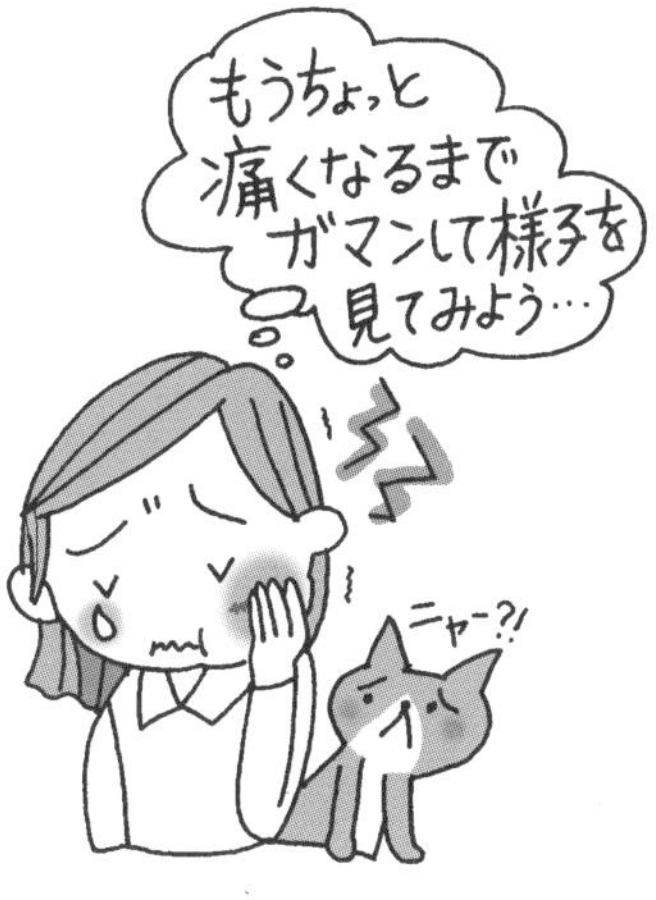
もうちょっと
痛くなるまで
ガマンして様子を
見てみよう…
ニャー?!

歯医者さんの善し悪しって、わかりにくいのよね……」

「歯を削るあのキーンという音を聞くだけで冷や汗をかいてしまう」

「あ〜行きたくないなぁ。まだ我慢できるし、もっと痛くなるまで行かないでおこう」

いかがでしょうか。思い当たることがありますよね。

その気持ち、私にはとてもよくわかります。なぜなら、私自身、歯医者になる前は同じことを思っていたからです。

多くの人が「歯医者さんは怖い」「歯の治療は嫌だ」というイメージを持っています。そういうイメージがあることについては、私たち歯医者自身にも問題があると思います。

なぜ怖いイメージを抱くかというと、多くの患者さんたちが次のようなことを経験しているからです。

「歯医者さんに苦手意識がある」　←
「歯が本当に痛くて我慢できなくなるまで待つ」　←

「ついに痛みに耐えられなくなってから歯医者に駆け込む」
⇐
「信頼関係も何もない歯医者に、いきなり歯を削られる」
⇐
「ほんとうに痛かったなぁ」
⇐
「歯医者さんに対する不信感・苦手意識がつのる」
⇐
「次に痛くなったときも、ギリギリまで行くのを我慢する」

昔は虫歯治療の麻酔が痛く、しかも麻酔をしても効きにくかったこともあり、歯医者＝痛みのともなう治療というイメージが定着してしまいました。あのキーンと鳴る独特の音にも過剰反応し、痛みがなくても治療の最中はずっと緊張してしまいます。

歯医者を受診する前からイメージが悪く、治療には痛みがともなう――これではますます歯医者に行きたくなくなりますね。

02 歯医者にも責任がある

今は、麻酔の注射は細い針で、注入は1秒に1滴くらいのゆっくりです。粘膜と硬い歯肉との移行部に注射するので、痛みはほぼありません。昔は、太い針で歯肉に強圧で注射して、痛みを訴える患者さんが多かったのです。だから歯医者には行きたくなくなる。

多くの人がこのような「悪循環」におちいっています。そして、歯医者に対する苦手意識は強まる一方、同時に歯も悪くなるのです。

苦手意識を持たれてしまうことについては、歯医者にも責任があります。説明がまったく足りないのです！　患者さんが最初に来てくれたときに、「歯の治療」のことばかりでなく、「歯の大切さ」についてしっかり説明するようにしていれば、患者さんも、本当に痛くて我慢できなくなるまで、虫歯を放置したりしなかったと思うのです。この悪循環から抜け出すための方法はたった1つ。

悪い歯を治すために歯医者に行くのではなく、もともと健康な歯がそれ以上悪くならないようにするために、歯医者さんに行くようにすればいいのです。

どこも悪くないときにこそ、歯医者さんに行きましょう！　どこも悪くないときに行けば、歯を削られることはありません。痛い思いや怖い思いをすることもありません。歯科衛生士さんにゴム製の器具を使って歯面を優しくお手入れをしてもらうだけで、もう虫歯に縁のない人生が送れるのですから、とってもいいと思いませんか？

「もし、自分の家族が虫歯になってしまったら、どういう歯医者さんに行かせたいか」と考えたら……私なら、すぐに歯を削って、治療が終わったら「これで終わり」とするような歯医者さんには、絶対に行ってほしくありません。あなたが二度と歯医者さんで嫌な思いをしないためにも「歯を残すための正しい情報」を知っておきましょう。

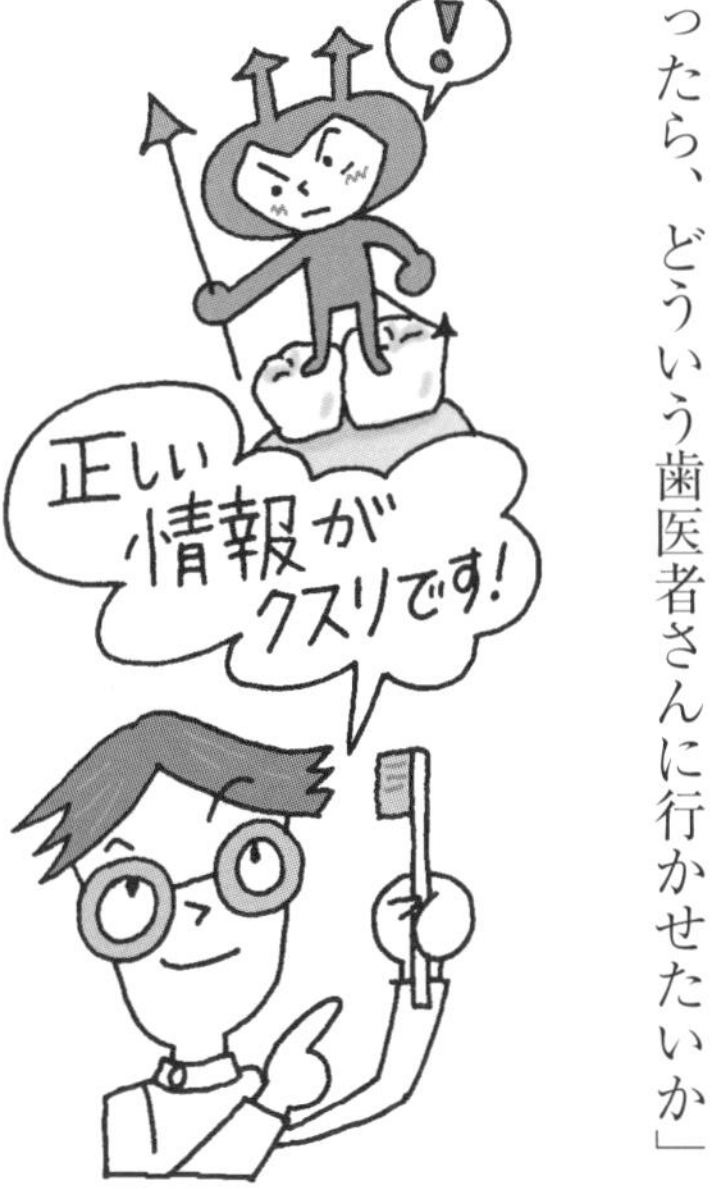

03 目からウロコ 歯の「常識」は間違いだらけ！

世の中には一般的に知られている「歯に関する常識」というものがあります。けれども、いくら常識とはいえ、時に間違っていることもあります。

例えば、皆さんは、歯の磨き方をどこで学びましたか？

学校ですか？ テレビからですか？ 家族からですか？

その磨き方は、ローリング法？ バス法？

それは、あなたにとって、本当に正しい磨き方でしょうか？

よく、考えてみてください！ **正しい方法で磨かれていたあなたの歯は、どうして虫歯や歯周病になったのでしょうか？**

テレビのコマーシャルを見ると、歯ブラシいっぱいに「歯磨剤」をつけて磨いています。口中は泡だらけになり、すぐにうがいをしたくなってしまいます。これでは長時間、歯を磨くことはできませんね。はっきり言って、「歯を磨いているけれど、磨けていない！」のです。

歯磨剤を使った爽快感で「磨けたつもりになっている」のです。歯面が磨けていないので、虫歯や歯周病になるのは当然と言えます。

それでは、「歯の常識の間違い」を4つ、お教えしましょう。

①「虫歯は削って詰めれば治る」という間違い
②「虫歯は早期発見、早期治療が大切」という間違い
③「歯医者さんは、歯が痛くなったときに行くところ」という間違い
④「毎日自分でしっかり歯を磨いていれば歯は悪くならない」という間違い

「えっ？　違うの？」と思ったあなたは要注意です。

私は、こういう「常識」を信じたために、30代や40代で入れ歯になってしまったり、

インプラントをした人をたくさん見てきました。

これら4つの「歯の常識の間違い」について、説明していきましょう。

❶「虫歯は削って詰めれば治る」の間違い

ご存じのように、虫歯は一度大きな穴が開いてしまうと自然には治りません。

乳歯は生え変わります。大人の歯はもう二度と生え変わらないので、「永久歯《えいきゅうし》」と言います。

ですから、虫歯になった永久歯の治療というのは、歯を元通りに治すのではなく、悪いところを削り取って、人工の詰め物に置き換えているのです。

これで「完全に治った」と言えるでしょうか？

治るには2つの意味があります。

1つは、治ったときに完全に元に戻るケース。

例えば、もし骨が折れてしまったら、お医者さんに行って包帯をして、ギプスをつけます。すると、そのうち折れた骨は元通りに治ります。包帯は取れ、ギプスは外せる日が来ます。これなら「治った」と言えるでしょう。

もう1つは、治ったけれど完全に元には戻らないケース。

例えば、ケガや何か病気で手術をして病気はよくなったけれど、後遺症など何らかの機能を失っていたりする状態です。

残念なことに、虫歯や歯周病は後者のケースです。歯は、骨が自然にくっつくように、自然に元どおりになったりしないのです。

歯に入れた詰め物や被せ物は、包帯やギプスと違って、二度と外れる日が来ない「永久包帯《えいきゅうほうたい》」なのです。

おわかりですね。歯というものは、一度でも削ってしまったら、本当の意味では「元に戻らない」のです。だから、虫歯になったときに「歯医者さんに行って治せば大丈夫」という考えは捨てましょう。

次のことも知っておいてください。

あなたの歯をどんなに上手な歯医者さんが治療をしても、人工の詰め物と本物の歯との間には、どうしてもミクロ単位のすき間や継ぎ目ができてしまいます。

これが曲者です。この**ミクロのすき間をくぐり抜けて、新たに虫歯菌が繁殖して、歯**

を溶かしてしまうからです。

従来の歯科治療というのは、この「すき間」や「継ぎ目」をなくすことを追究してきました。けれども、どんなによい治療をしても、詰め物をしていない健康な歯と同じ状態にはできません。

元の歯に比べたら、**継ぎ目がある歯は、虫歯菌が入り込みやすい**ことはおわかりですね。だから詰めた歯ほど虫歯になりやすく、何度も治療を繰り返すことになるのです。

実際あなたも、治したことのある歯が再び虫歯になっていると言われたことがあるでしょう。そんなとき、せっかく詰めた金属をはずして、さらに深く削ったのではありませんか？

こうしたことを繰り返していると、中高年になる頃には抜歯の運命が待っています。

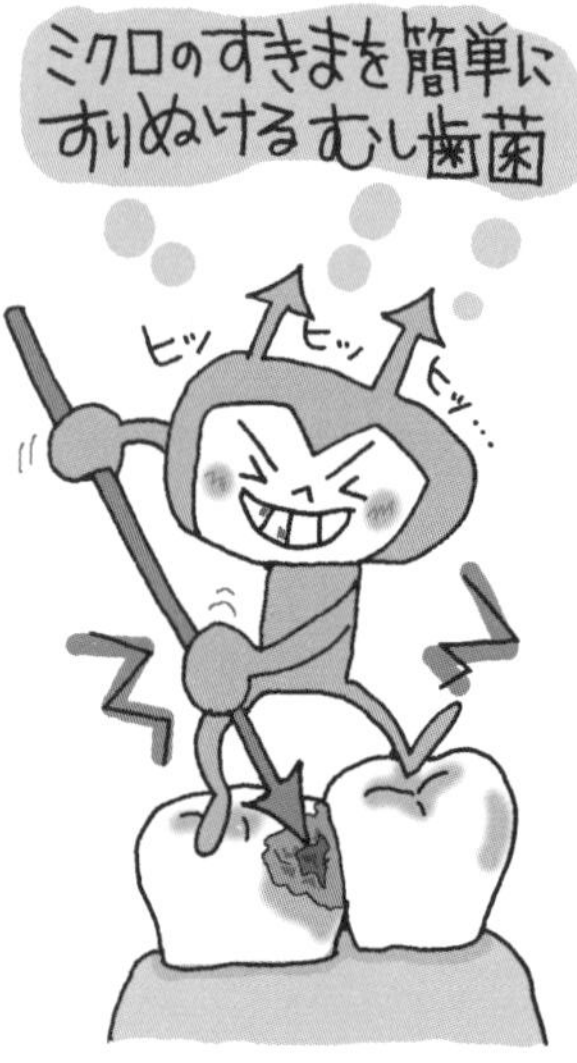
ミクロのすきまを簡単にすりぬけるむし歯菌
ヒッ
ヒッ
ヒッ…

だからこそ、虫歯を治療した歯が再び虫歯にならないように、治療後も歯医者さんで、「３か月毎の定期的予防処置」をして、治療した大切な歯を守ってほしいのです。

❷「虫歯は早期発見、早期治療が大切」の間違い

早期発見は私も大賛成ですが、早期治療に関してはある意味、間違っています。

一度治療した歯が、何年かするとまたそこから虫歯になったり、せっかく詰めたものが取れたりしたことはありませんか？

あなたは子どもの頃から、数えきれないぐらい頻繁《ひんぱん》に、歯科検診を受けてきたと思います。

歯医者さんからは「右上６番がシー、イーがシーオー」だとか、わけのわから

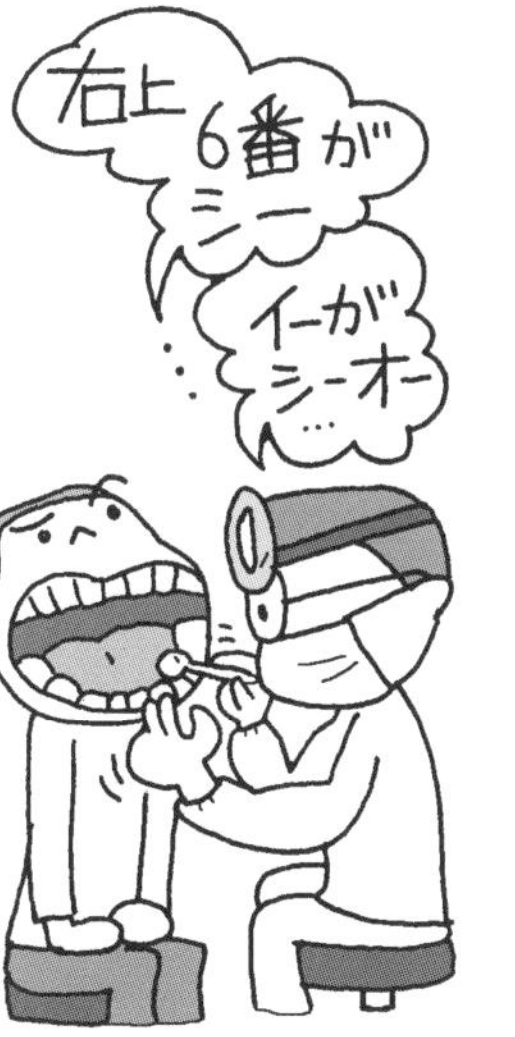

ないことを言われ、学校からは「これを持って歯医者さんに行くように」と紙を渡されたはずです。

そして、毎年きちんと歯医者さんに行き、悪いところを削って詰めたりしてもらって、ハンコをもらって帰りましたね。

そう、あなたは歯医者さんに行くことを決してさぼっていたわけではありません。寝る前の歯磨きを、さぼっていたわけでもありません。なのに、翌年の歯科検診では、また同じようなところに小さな虫歯が見つかってしまう。

そんなことを繰り返しているうちに、今のように銀歯ばっかりになってしまった。ちゃんと治療をしていたのに、どうしてこんなになってしまったんだろうか？ これが間違いなのです。

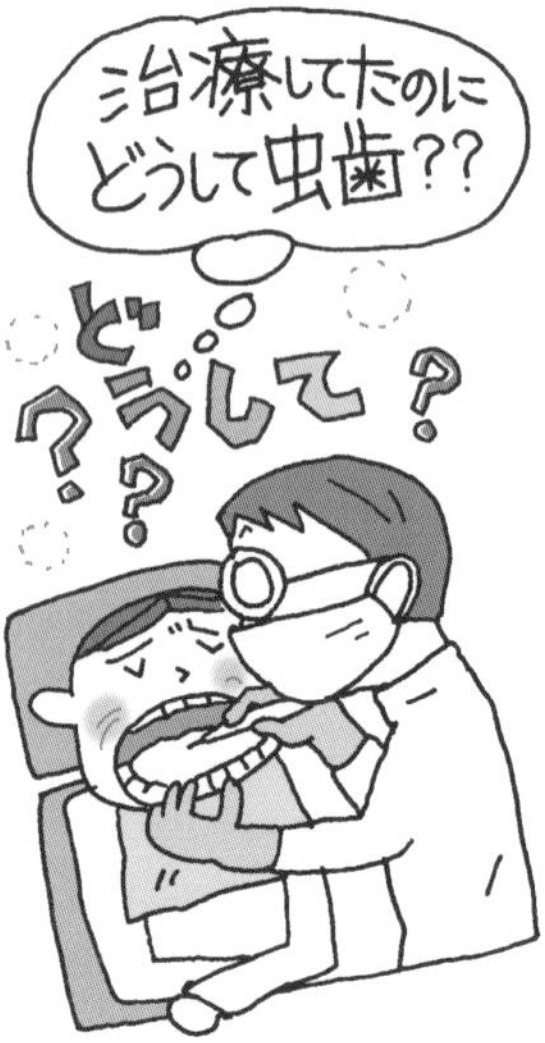

子どもの初期の虫歯は、削って治療してはいけないのです。

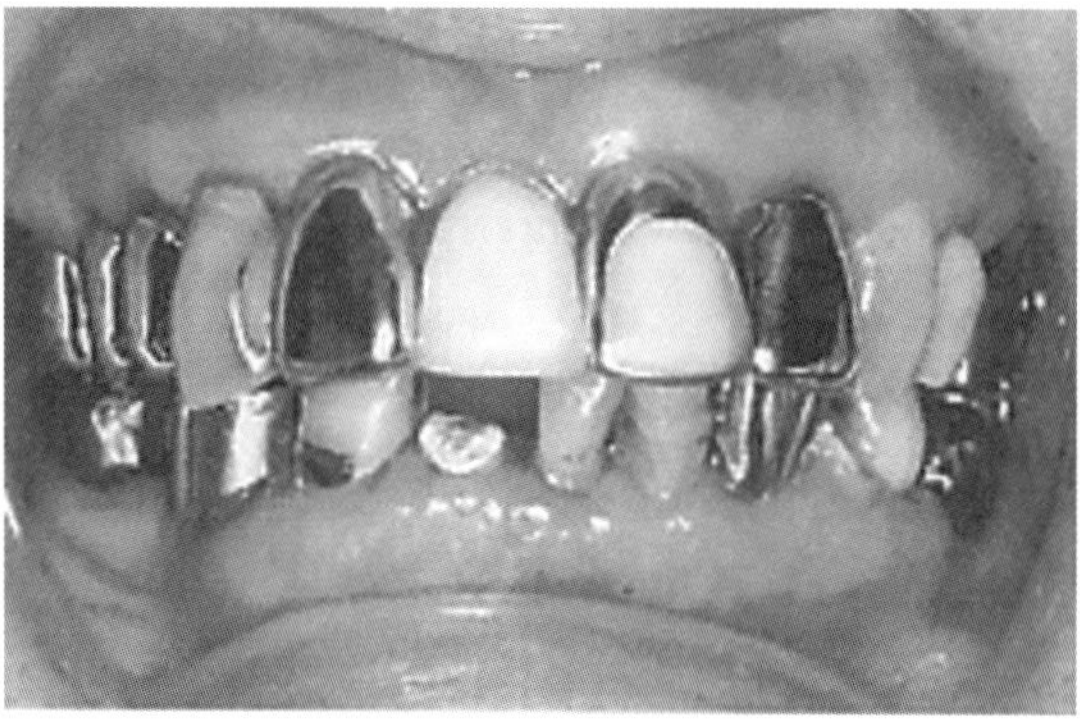

口の中は銀歯ばっかり！

子どもの初期の虫歯は、歯そのものを強くする薬を塗ったり、おやつの時間を決めるなど、生活習慣を改善することで、削らずに治せることが多いのです。

これを「再石灰化《さいせっかいか》」と言います。

歯医者さんが「この歯は初期の虫歯ですから、早く削って詰めておきましょう」と、歯を削って詰める治療は、本当は間違いなのです。

正しくは、「この歯は予防処置をすれば、削らずにすむかもしれません。これ以上の虫歯にならないように、私たちと一緒に予防を始めてみませんか？」です。

最近では、「ダイアグノデント」という虫歯検知器があります。レーザーを当てて、虫歯を０から１００までの数値と音で検知します。30以下だと初期の虫歯で予防処置。30を越えると半年くらい経過観察。１００近いと完全に虫歯ということで、治療の判断基準にしています。

それでも、かけがえのない歯ですから誤診があってはいけません。目で見て、レントゲンやパノラマ写真で見て、ＣＴで見て、歯科衛生士とのダブルチェックで「虫歯かどうか？」の判断は、総合的にすべきなのです。

❸「歯医者さんは歯が痛くなったときに行く」の間違い

あなたは、どんなときに歯医者さんに行きますか？　もちろん、「歯が痛くなったとき」ですよね。しかし、痛くなったときにしか歯医者さんに行かない人が多いことを、私はとても残念に思っています。

歯はあなたの大切なかけがえのないからだの一部です。**その歯が二度と元の状態に戻らないことも知らないで、痛くなるまで放っておく。この考え方が間違っているのです。**

この常識を早く塗り替えてください。「一度悪くなった歯は、二度と治らない」のです。

ある一定のレベルを超えて悪くなってしまった歯は、どんな名医にも治すことはできません。悪くなるまで放置した歯を、治してはまた痛くなるまで放置する。これを繰り返していれば、あなたは「総入れ歯の道」へとまっしぐらです。

今、あなたはまだ若くて、歯のことなんて真剣に考えていないかもしれません。でも、日本人の歯の寿命はとても短いのです！　年をとって実際に歯を失い始めるのは、50歳を過ぎてからです。80歳で20本の歯が残っている人が50％いますが……残りの50％は、28本中8本以上も歯を失っているのです。そして、ほとんどの人が「もっと若い頃に歯を大事にしていれば……」と言います。

年齢を重ねれば重ねるほど、食べることに対する楽しみは増していきます。本を読むにも目が悪くなり、スポーツをするにも足腰が弱くなりますから、「食べることが人生後半の最大の楽しみ」になってきます。

そういう時期に歯がないという

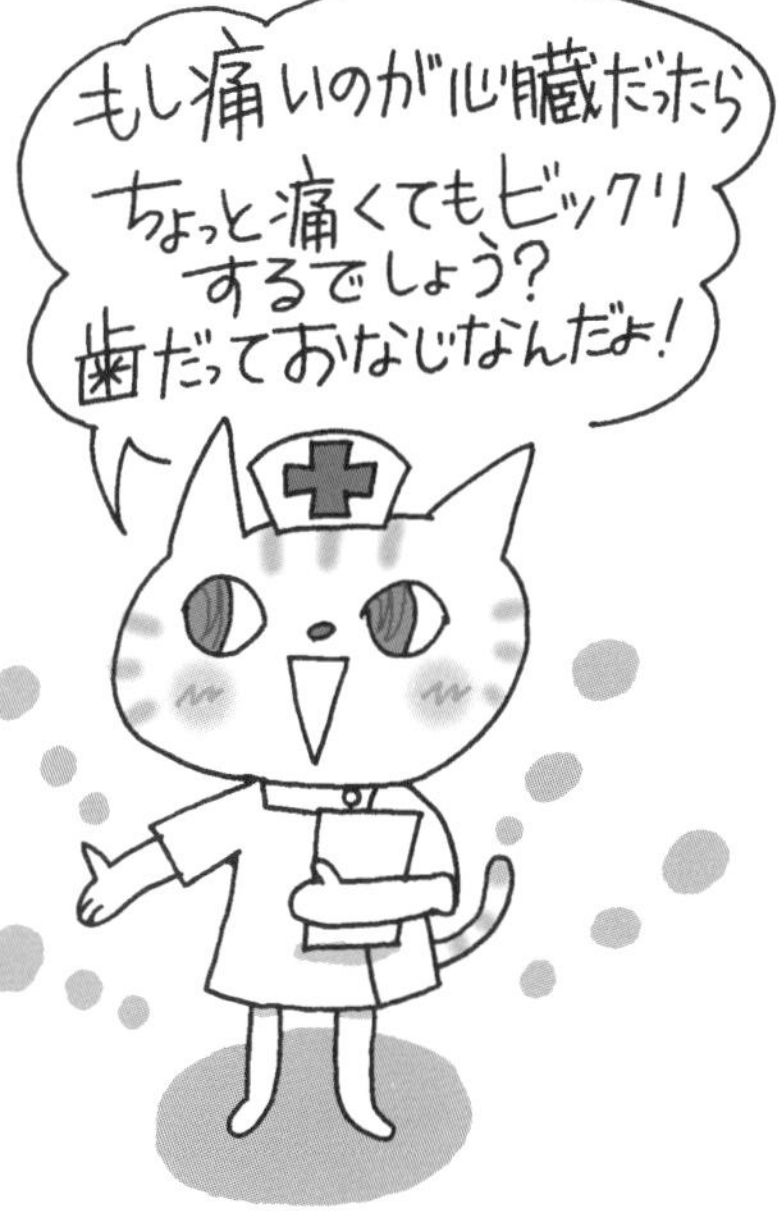
もし痛いのが心臓だったら
ちょっと痛くてもビックリ
するでしょう？
歯だっておなじなんだよ！

ことは、とてもつらいことです。運よく違和感のない入れ歯を作ることができた人はまだマシですが、多くの人は、多かれ少なかれ違和感に耐えながら使っています。また、食べられるものも制限されていきます。

友達と温泉に行って、自分だけ美味しい食事を楽しめなかったら……最悪ですね。

ところが、**平均的日本人は、80歳になった頃、16本ぐらいしか歯が残っていないのが現状**なのです。上下8本ずつでは、美味しい食事はできそうにありませんね。

一方、**スウェーデンは、80歳で20本以上の歯が残っている人が非常に多い**。

これは人種的な差ではありません。若い頃から歯を守るための予防が習慣になっていたかどうかの差が出ているのです。

歯が残っているうちに「正しい常識」を持たない限り、あなたもまた平均的日本人と同じ道をたどる可能性が高いのです。私は大切な歯をもう削りたくはありません。

❹「毎日磨いていれば歯は悪くならない」の間違い

突然ですが、クイズです。

次の2人のうち、年をとってからどちらがより健康な歯を保っているでしょうか？

① 毎日せっせと歯磨きをしているけれども、歯医者さんには数年に1度くらいしか行かない

② 毎日の歯磨きはときどき。でも3か月に一度、歯医者さんで歯を磨いてもらっている

もちろん①、そうですね。そう思いがちです。

ところが、正解は②です。

「えっ、なんで？」と思われるかもしれませんが、これは本当です。

①のような歯磨きをしている人は自分では完ぺきだと思ってしまいがちなのですが、それは間違いです。家庭で行う歯磨きだけでは、すべての歯垢《しこう》は落ち切らないのです。

この残った歯垢が3か月くらいたまると、歯の表面に細菌でできた膜のようなものが作られます。これを「バイオフィルム」と言います。

この膜ができると、どんなにゴシゴシ磨いても、虫歯の進行を防ぐことはできなく

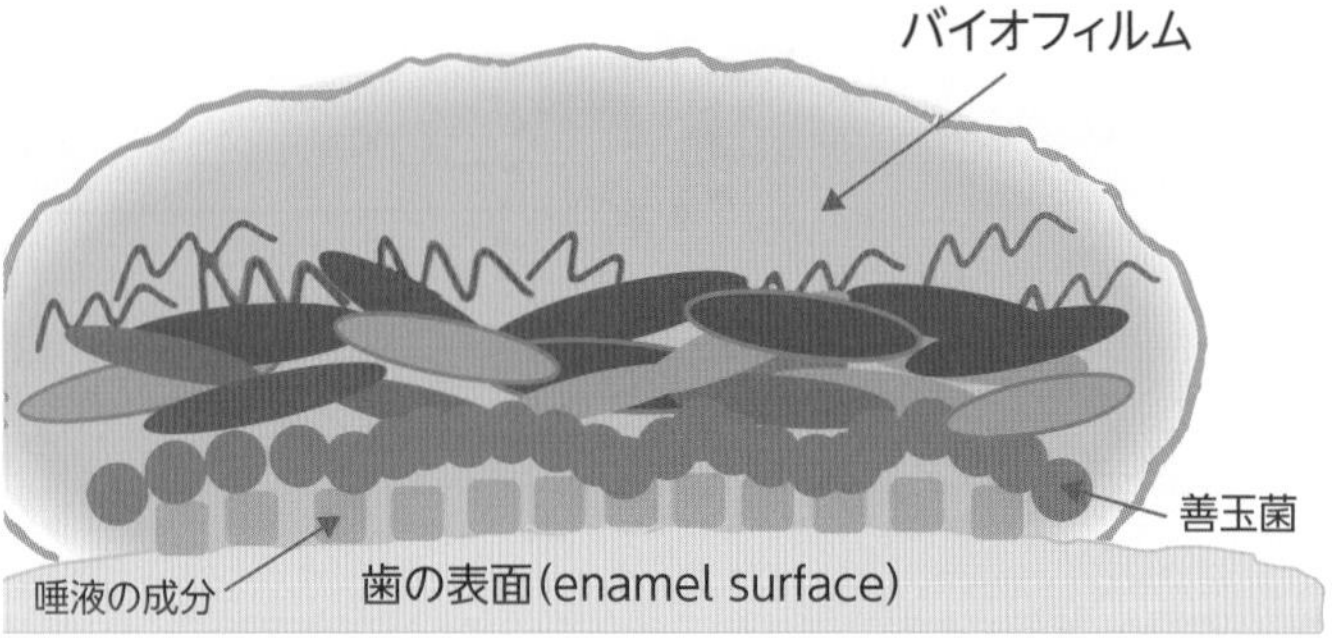

細菌でできた膜　バイオフイルム

出典：『良いプラーク・悪いプラーク』武内博朗編、Medical プランニング

なります。

ところが、**まじめな人ほど「歯ブラシでこすれば落ちる」と思い込んで、歯や歯ぐきがすり減って傷んでしまうほど熱心に磨いてしまう**のです。

一方、②のような歯磨きをしている人は、歯科医院で国家資格を持つプロの歯科衛生士さんから専用の器具で歯を「定期的にクリーニング」してもらっています。だから、歯ブラシでは取れない細菌の膜もキレイに落とせるのです。

この**「定期的に」ということが、歯を守るためには極めて大切な行為なのです。**

健康寿命を伸ばすには、定期的な歯科健診が重要なことがわかってきました。健康寿命100年時代の新常識として、「国民《こくみん》皆《かい》歯《し》科《か》健診《けんしん》法制化」の早期実現が望まれます。

04 若き日の決意

「はじめに」でも述べましたが、私の母は40歳代で28本すべての歯を失い、総入れ歯になりました。原因は歯周病です。

そのとき、私はまだ歯科大学の学生でした。

ご存じのように歯科医院・クリニックは、全国で6万7860、街のコンビニの数以上にあります（2021年12月現在）。

40年以上前の当時は、歯医者さんは少なく、歯が悪くなって痛くなってやむなく行くところでした。

「先生、この歯を抜いてくれ！」

何度、患者さんから言われたことでしょう。

残せるかもしれない歯を患者さんが自分で判断して、治療に来る人が多かったのも事実です。また、予約制ではなく「3時間待って、3分診療」と、今では信じられないような時代でした。

歯を予防するという考え方もありましたが、虫歯治療の洪水に追われ、また予防の専門家である歯科衛生士の数も少なく、当時、**歯周病は治りにくいということで、多くの患者さんは、歯を抜かれることも多かった**のです。

今では、重度の歯周病であっても定期的に来院して、歯の周囲のプラーク（歯垢）をコントロールし、ぐらついている歯を固定したり、噛み合わせを調整したり、生活習慣を改善したりすることで、歯はかなり残せるようになっています。

母も、もっと早くからプラークコントロールを実践していれば、少しでも歯が残せたのではないかと悔やまれます。

もし患者さんが、不幸にして28本すべての歯を失うことになれば、人生最大の楽しみである「食べること」や「味わうこと」ができなくなってしまいます。すべての歯を失った患者さんこそ、「歯科における最も重症の患者さん」ではないでしょうか。

05 患者はリラックス、歯科医は作業しやすい環境に

そう思った私は、次の2つのことを決意しました。

1つは「これから歯を失う患者さんを少しでもなくそう！」ということです。そのためには、まずは歯を残すための確実な方法や技術を身につけることでした。その第一歩が、今虫歯になって困っている患者さんの歯の治療です。虫歯を完全に取り除くには、治療を行う歯科医と治療を受ける患者さんとの位置関係が大切だと気づきました。

半世紀前の治療は、歯科医が立って、患者さんが座って治療をするという姿勢でした。これでは患者さんの口の中が見にくく、治療もしにくい。その後、患者さんに水平に寝てもらって、歯科医が椅子に座り、患者さんの頭の後ろから治療するという現在のスタイルに変わっていきました。これは、私にとって画期的でした。

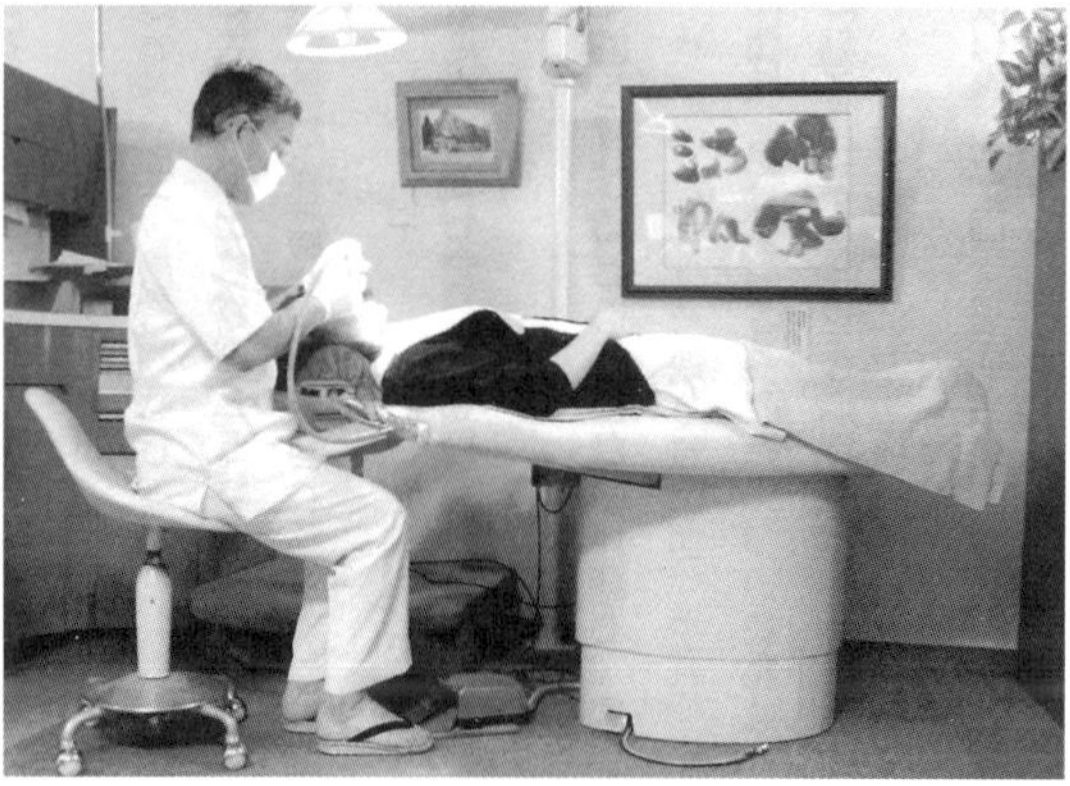

歯科医の正しい診療姿勢

上から明るいライトが口の中を照らし、患者さんの狭くて暗い口の中もよく見えるので、虫歯をしっかり見つけて、病原になっている部分を確実に取り除くことができます。

ほとんどの患者さんは、歯の治療に、ある種の恐怖のイメージがあります。

治療を受けるときに、心臓がドキドキ、からだはカチカチになっていませんか？

治療中は仰向けに寝ることによって、患者さんはリラックスして治療が受けられます。治療に慣れてきた患者さんの中には、治療中にイビキをかいて眠る人もいます。

しかし、歯科の治療で最も大事なことは、患者さんがリラックスできること以上に、0・5〜2・5ミリの細かい動きを必要とする歯科医の作業姿勢

が、長時間楽にとれることです。

リンゴの皮をむいたり針に糸を通したりするとき、自分のからだの前で作業をしませんか？

歯医者さんが、ドリルで歯を削るという細かい作業もまったく同じなのです。

「正しい姿勢で治療するには、熟練を要する」と気づいた私は、口の中の思ったところに歯科器材が届くようになるまで、トレーニングを重ねました。

歯医者さんが虫歯を削って詰めるという行為は、削られた歯が二度と再生しないので、失敗は許されないのです。虫歯を取り残してもいけないし、歯には自然治癒力がないので、削り過ぎはもちろん許されません。

歯科医は、あなたの「かけがえのない歯を残すための技術」と「歯を失う患者さんを救おうという心」を生涯にわたって持つ必要があるのです。

２つめは、「今、歯を失って困っている患者さんを救おう！」ということです。

ごく浅い虫歯の治療は、歯を削って詰めればたいてい１回で終わります。

しかし、入れ歯の治療はそうはいかないことが多い。顎の型取りをして完成するまで何日もかかるし、装着してからも痛むところが出てきます。その痛むところを削れば削るほど、悪くなるのです。

入れ歯を使っている患者さんは、「痛い」「噛めない」「落ちる」「はずれる」「食べ物が入る」「ホッペをかむ」など、さまざまな不快を訴えてきます。

私が30代の半ばだった頃、難症例中の難症例ともいうべき、本当に難しい総入れ歯の女性患者さんが来られました。

今使っている入れ歯が合わなくて、痛くて食べられないので、大変からだが弱っていました。

上顎も下顎も、入れ歯を安定させるための必要な山がなく、どこに入れ歯を設置すればいいのか、まったくわからないのです。

なんとか入れ歯を使っていただき、早く元気になっていただきたいとの一心から、歯科技工士と2人で、昼休憩もとらないで試行錯誤の毎日を過ごしました。

そうして何か月もかかって、噛める入れ歯をやっと完成したときは、患者さんと共に喜び合いました。

咬む歯がまったくなくなり、困って来院された患者さんに心から感謝されたとき、歯医者になって本当によかったなと、素直に感じました。

入れ歯はかけがえのない歯を失った患者さんの人工臓器として、再び蘇《よみがえ》ったのです。

「歯を失う患者さんを少しでもなくそう！」
「歯を失って困っている患者さんを救おう！」

この決意は、歯科医院を開業して40年経った今も変わりません！

06 歯医者との上手な付き合い方

私がおすすめしたいのは、痛みのあるなしに関係なく、「歯のお手入れ」をするために歯医者さんに通っていただくことです。美容院や床屋さんに通うのと同じような感覚でよいでしょう。髪の毛が抜けてしまってからカツラ屋さんに飛び込むより、髪の毛を健康にするために定期的に美容院に行くほうがずっといい。それと同じです。

「プロによる歯のケア」を受けに行くと、明るい笑顔の優しい歯科衛生士さんが、専用の柔らかいゴム製の器具で、歯ブラシでは取れない歯石、歯垢、細菌の膜を落とし、ピカピカでツルツルにしてくれます。

痛みもなく、キーンというイヤ～なドリルの音も聞こえません。美容院でシャンプーをしてもらっているときのような気持ちよさがあるので、眠ってしまう人もいます。

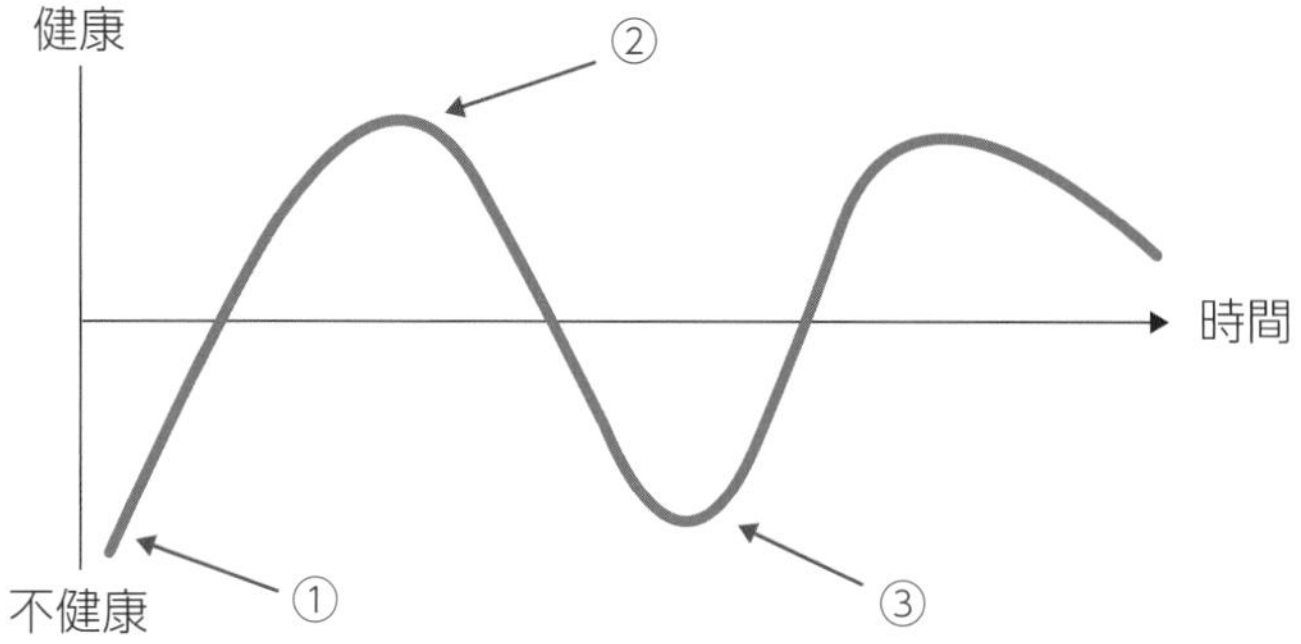

歯の健康状態と時間の経過

このケアを受ければ、虫歯になる原因を根本から取り除くことができます。日頃から歯の手入れをするために、歯医者さんに通うことを習慣にすれば、歯のトラブルからサヨナラできるのです。

あなたが、歯医者さんと出会うときというのは、たいてい歯のトラブルに見舞われたときでしょう。そして、治療が終わって症状がなくなると、通院を止めてしまいますね。それは、図に描くと上のようになります。縦軸は「健康」、横軸は「時間の流れ」です。

縦軸が上に行くほど健康に、下に行くほど不健康になるということです。多くの人はこのグラフのように、健康になったり不健康になったりするわけですが、あなたがすごく「不健康寄り」のところになってから、初めて歯医者さんに行ったとします。

上のグラフで言えば①の地点です。そこで歯を治して、

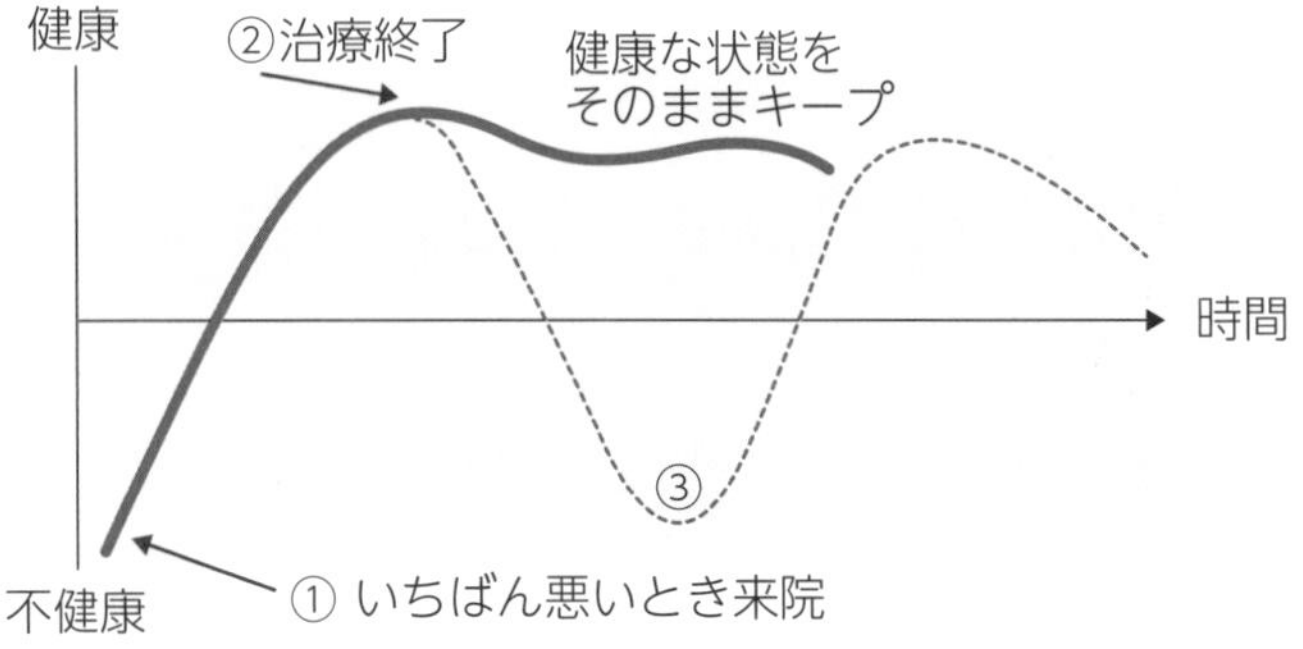

定期的な予防処置を！

健康になる。つまり②の地点まで持ち直します。ここで安心して通院をやめてしまい、歯のケアを怠るとあなたの歯は、再び悪くなっていきます。

歯医者が苦手なあなたは、ちょっとした不調を感じても我慢したり、先延ばしにしたりして、本当に悪くなりきるまで歯医者さんに行きません。つまり、再び③の地点に落ちるまで、歯医者さんに行かないわけです。健康状態を時間軸で追って行くと、こういう激しいアップダウンになります。

歯を削っては詰め、ひどくなってからまた削って詰める。こういうことを繰り返すことで歯はドンドン悪くなっていきます。**この負のスパイラルから抜け出すには、歯医者さんで「定期的な予防処置」を受けて健康な状態をキープしなくてはなりません。それが健康寿命の延伸につながる**のです。

1

07 60歳で入れ歯が必要になる？

日本人は歯の寿命が短い

あなたの歯は今、何本ありますか？　数えたことはない？　ぜひとも数えてください。

28本あればベリーグッドです。中には親知らずがきれいにそろって、32本でしっかり噛んでいる人がたまにいます。こんな方には、私はいつもこのように言っています。

「私の歯は28本しかないのでうらやましい限りです。あなたの歯は、虫歯や歯周病もなく1000人に1人の素晴らしい歯です。自慢していいですよ！　これから虫歯で歯を削ったり、歯周病で歯を抜くことがないようにしましょうね。両親やご先祖様からいただいた大切な歯を一生、大切な宝石だと思ってケアしてくださいね！」

ところで、「日本人の歯の寿命はとても短い」ということをご存知でしょうか？

歯を失ったことがあまりない人は「自分の歯は大丈夫だろう」と思うのですが、実際は日本人の歯の寿命はとても短いのです。

70歳過ぎると、すでに3分の1（8～9本程度）の歯を失っています。80歳のときには、半分の16本の歯しか残っていません。極端に言えば、上顎の歯がすべて抜けて総入れ歯の状態です。ちょっと驚きですね。

なぜ、歯を失うイメージが湧かないか

歯を失うなんて……想像できない人が多いようです。なぜでしょうか？

その理由は、多くの人が50歳くらいまでは、歯をあまり失わないからです。それまで

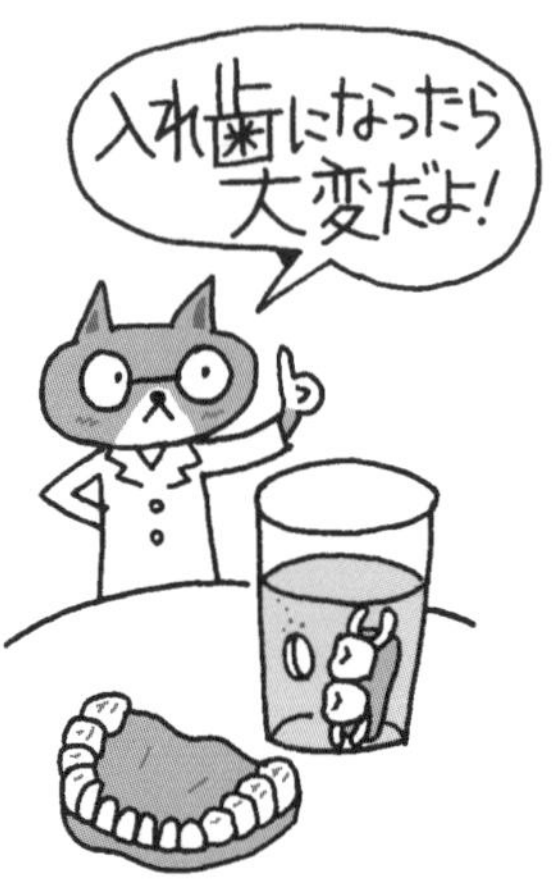

は、ほとんどの人は虫歯の治療はすることがあっても、歯を失うほどの状況にはなりません。平均的に初めて歯を失うのは、だいたい50歳頃です。**50年間生きてきて、初めて歯を1～2本失うので「まだまだ大丈夫だろう」と思ってしまう**のです。

ただ、そこから歯が抜けるスピードは加速し、多くの人は60歳頃から部分入れ歯が必要となります。だから、１～２本の歯が抜けたら要注意です。

私は、いつもこのように言っています。

「もっと、ご自分の歯を大切にしましょうよ！　あなたの歯は、永久歯と言って、失ったらもう二度と生えてはこないのです。あなたの指は手足で20本ありますよね？　１本ぐらいなくなっても平気ですか？　そうではないですよね。歯も同じくらい大切なのです！」

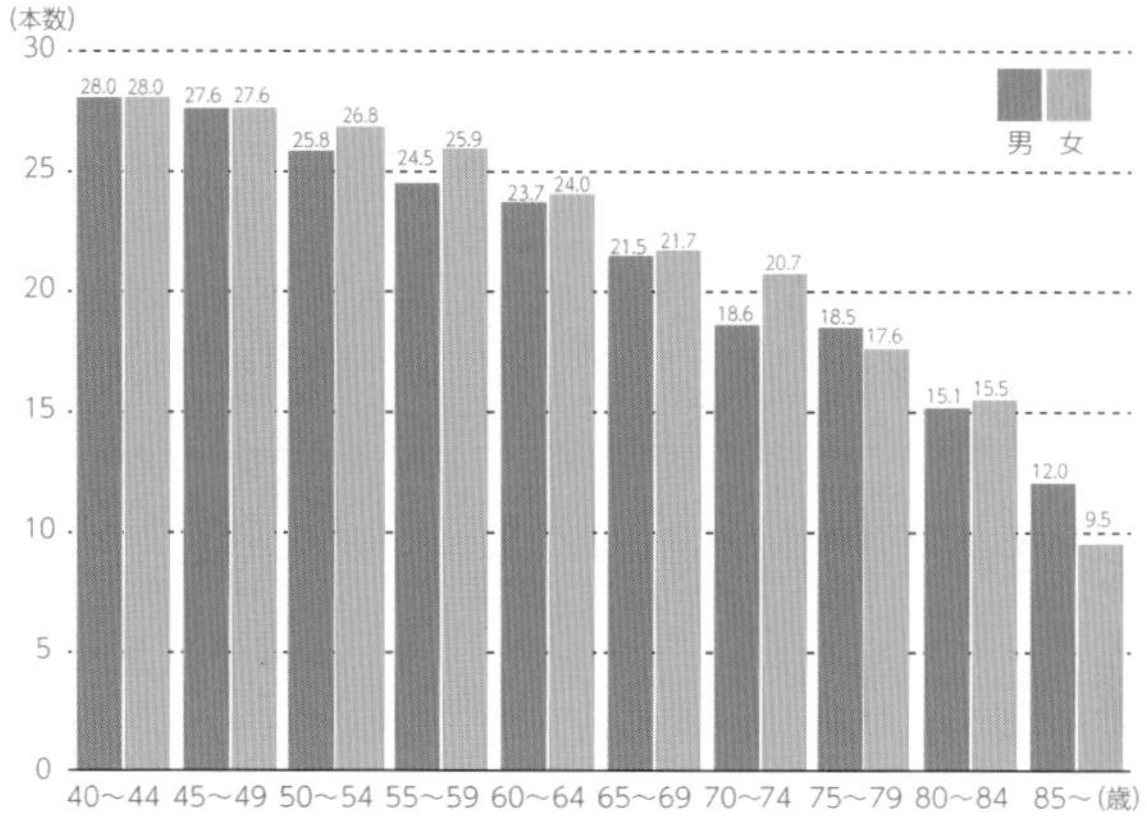

日本人の一人平均現在歯数

出典：平成28年歯科疾患実態調査、厚生労働省

08 歯を失うとＱＯＬが大幅に低下

歯が抜けたときってどうなるか、想像できますか？　想像できない人がほとんどなのです。では、歯が抜けたときにどんなデメリットがあるのでしょうか？　歯を失うことによる６つの悪影響をお伝えします。

❶噛みにくい

これはだれでもわかります。

では、どれくらい噛みにくくなるのでしょうか？　天然歯の咬む力を１００%とすると、ブリッジの治療では60%、入れ歯ではなんと20〜30%になってしまいます。

❷栄養摂取の変化

硬いものを避けたり、あまり咬まずに飲み込んだりが増えます。噛む力も弱くなってしまうので、軟らかい食材を選ぶようになり、精製された炭水化物、特に小麦粉（パン・パスタ・うどん・ラーメン・そうめん）などの摂取量が増えてきます。

これらの食材は、ビタミン・ミネラル・食物繊維・ファイトケミカル・酵素などの栄養素がまったく不足しているので、高血糖になり生活習慣病にまっしぐらです。

❸総医療費が増える？

歯が多くある人と少ない人を比べた場合、医療費に

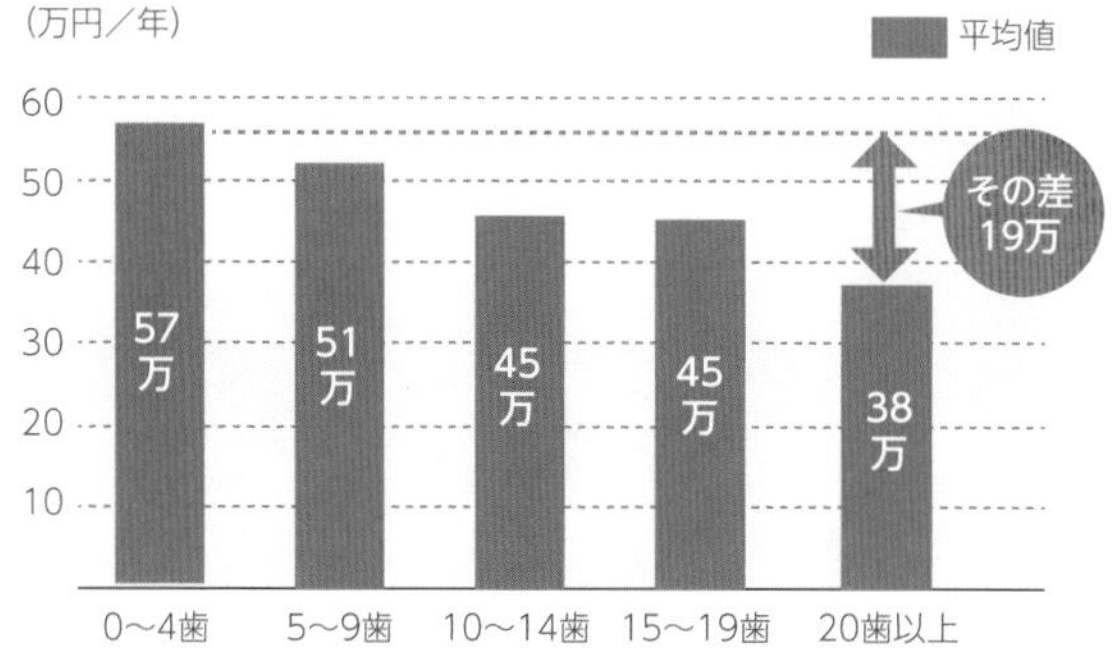

残存歯数別年間歯科診療費

出典：平成 25 年度 香川県歯の健康と医療費に関する実態調査

差が出ます。その差は年間19万円ぐらい。だいたい、１・５倍の医療費負担の差があるのです。つまり、歯がからだの健康に大きく影響しているのです。

❹心筋梗塞・脳卒中・肺炎の死亡リスクが高まる

日本人の死亡率を死因別に見ると、第１位悪性腫瘍、第２位心疾患、第３位老衰、第４位脳血管疾患、第５位肺炎、第６位誤嚥性肺炎です。

歯の本数が減ることで、咀嚼ができなくなり、唾液も出ないし、丸呑みで胃腸に負担がかかることに……。糖質過多になり、栄養のバランスが悪くなり、糖尿病なども併発して、からだ全体に悪影響を及ぼします。

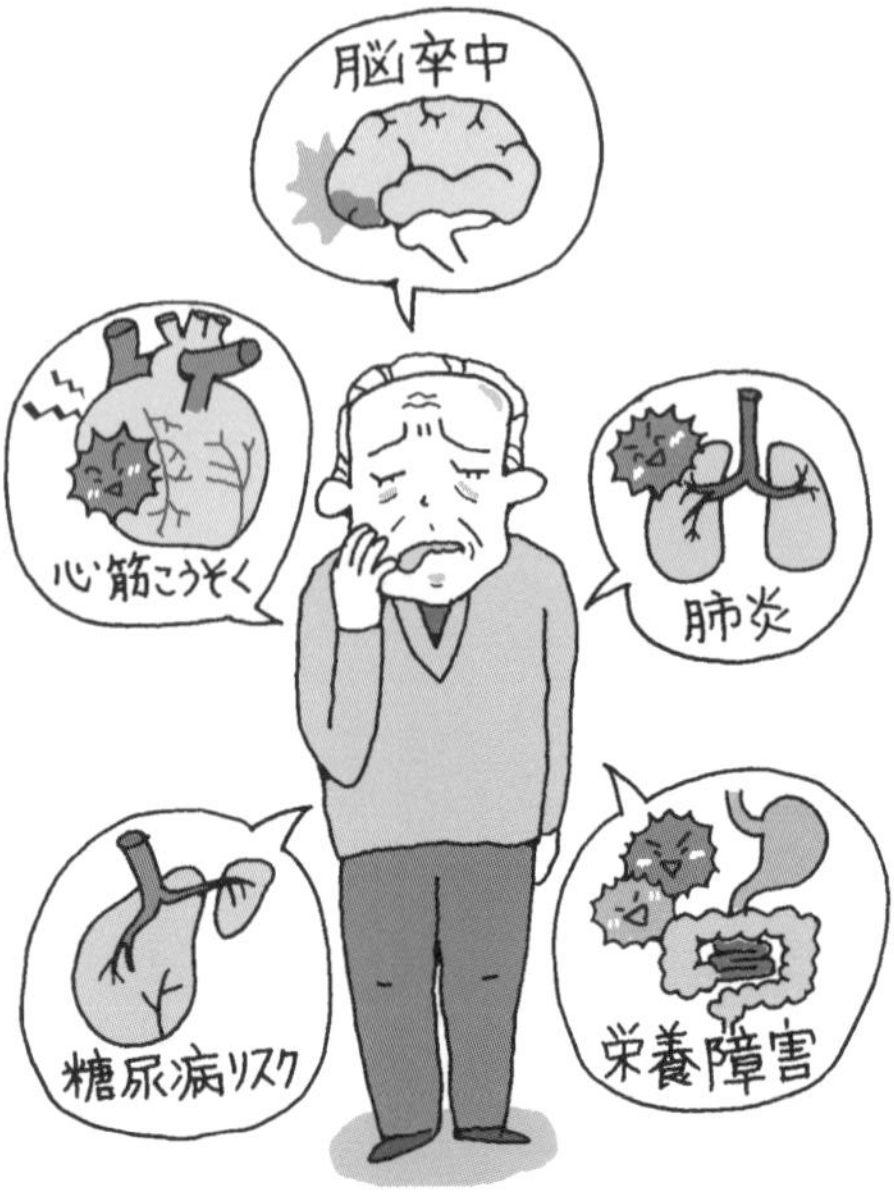

❺生活の質が低下する

80歳で20本の歯がある人とそうでない人を比べた場合、歯の本数が少ない人ほど外での活動が減って、家にいる時間が増える傾向があるようです。これはＱＯＬの低下になり、生きがいにも影響します。

80歳過ぎても、趣味・旅行・スポーツ・散歩・仕事・友人との会話など積極的に活動できたら素晴らしいとは思いませんか。

❻認知症のリスクが高まる

よく噛むことで、血液が脳に運ばれます。顎のまわりにたくさんの動脈や静脈があって、咀嚼するこ

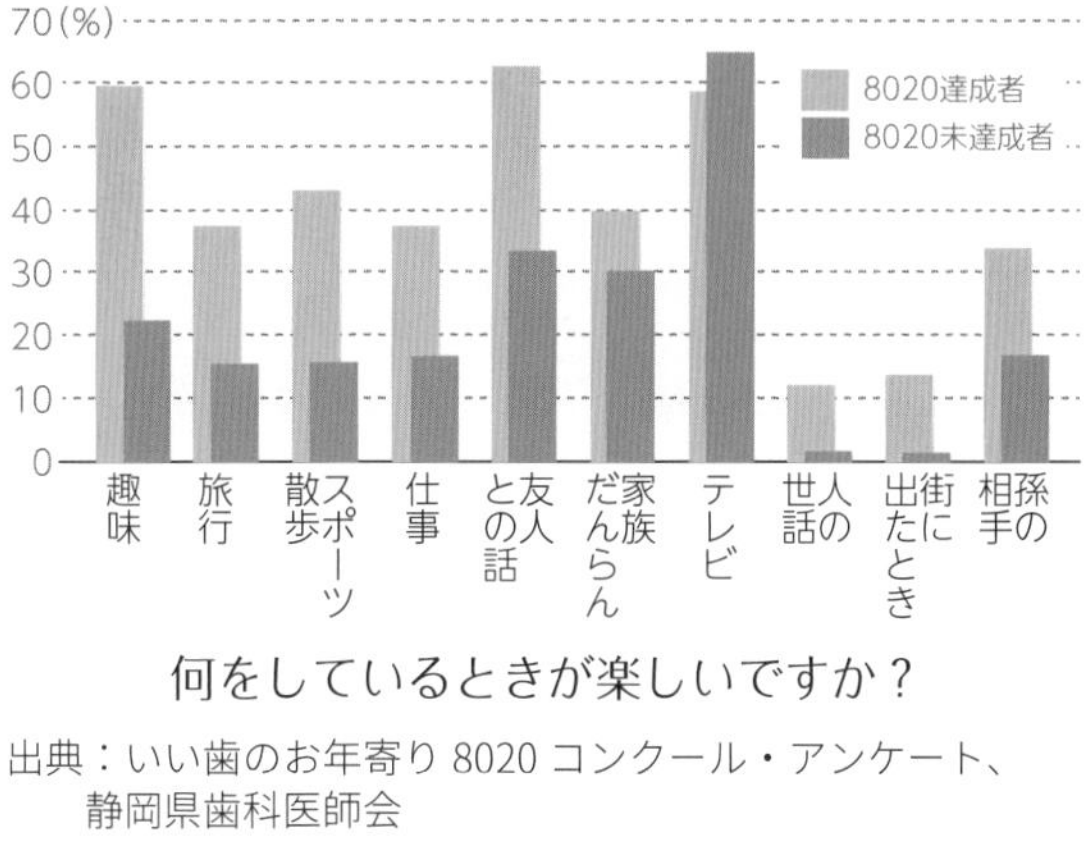

何をしているときが楽しいですか？

出典：いい歯のお年寄り 8020 コンクール・アンケート、
静岡県歯科医師会

とは、心臓より上にある脳に血液を送るポンプの働きをしているのです。

ふくらはぎは、第二の心臓と言われていますが、私は歯のほうが「第二の心臓」と思っています。

血液中のヘモグロビンが、あなたの脳にたくさん酸素を運んで脳を活性化すると同時に、脳に溜まった脳ゴミ（アミロイドベータ）を押し流して、認知症の予防をしてくれるのです。

最近では、唾液からＢＤＮＦ（Brain-derived neurotrophic factor 脳由来神経成長因子）が出ることがわかって話題になっています。ＢＤＮＦが脳を修復して、うつや認知症を予防することが期待されています。

09 歯を失う原因と体質

虫歯と歯周病

そもそも歯は、なぜ失ってしまうのでしょうか？　この疑問はとても重要です。

歯を失うには原因があるのです。

歯を失う病気は、基本的に2種類あります。

1つは「虫歯」、もう1つは「歯周病」です。

虫歯は、虫歯菌が出す酸によって歯が溶ける病気です。症状としては、歯面のエナメル質が

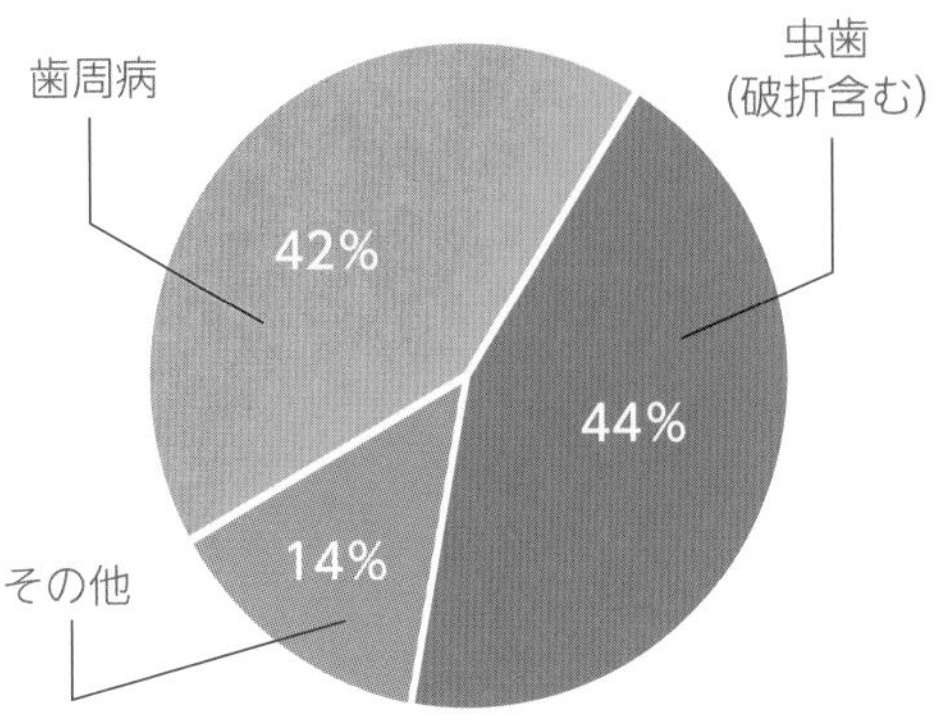

虫歯と歯周病で歯を失う

出典：一般社団法人 歯の寿命をのばす会

溶けて痛みを感じたり穴が空いたりします。

歯周病は、歯周病菌が出す毒素によって歯を支えている骨が溶けていく病気です。症状としては、歯ぐきが腫れたり膿が出たりします。

この2つの病気が歯が抜ける原因の80％以上を占めていて、虫歯と歯周病の割合はほとんど同じです。ここで大切なことがあります。

虫歯と歯周病で歯を失う割合は半々ですが、人によって虫歯菌で歯を失う傾向の強い人と歯周病菌で歯を失う傾向が強い人に分かれるのです。もちろん、年齢や生活習慣によっても抜ける原因が違ったりします。

あなたは虫歯体質でしょうか？　歯周病体質でしょうか？　それとも両方ですか？

私は、虫歯菌の出す酸によって歯が溶けた患

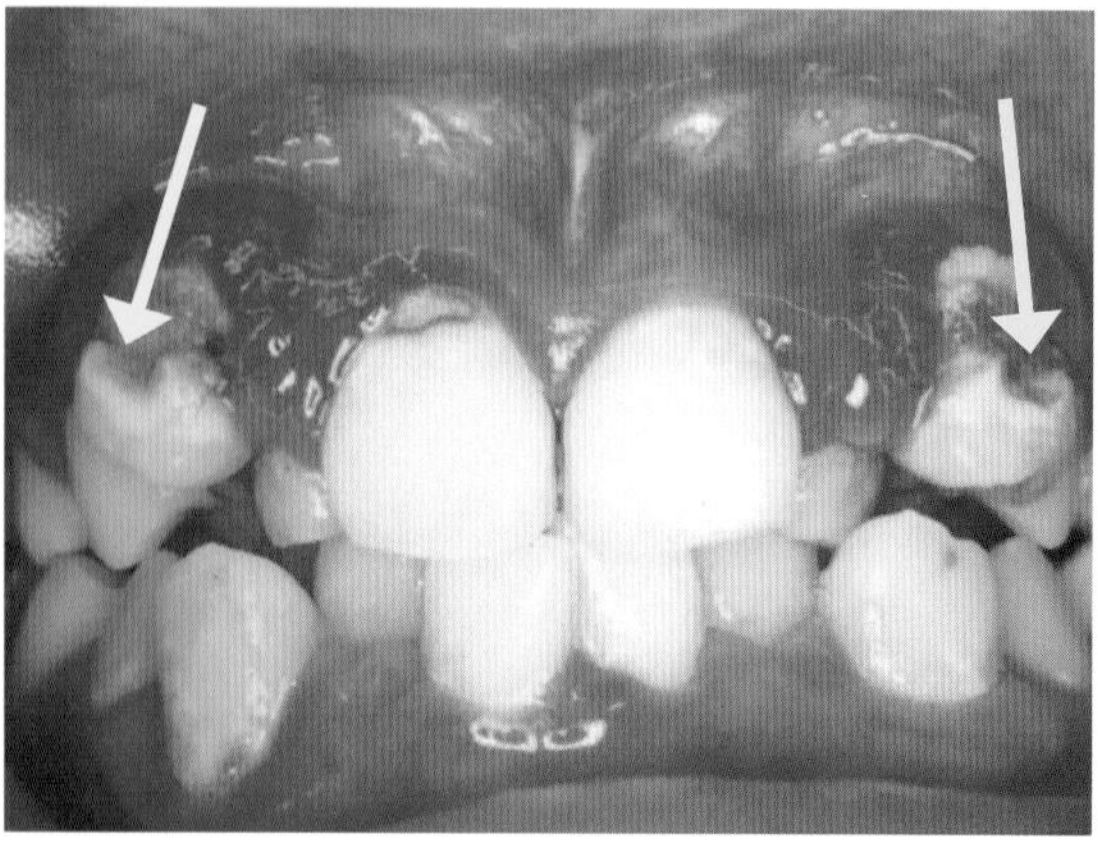

虫歯の酸によって溶けたエナメル質

者さんを何度も見てきました。悪くなってから、痛くなってから受診するという人は、虫歯菌（連鎖球菌）の感染で、悲惨な口腔内になっています。

虫歯は見た目にはわからない

15歳の患者さんです。５年ぶりに、右上の第一大臼歯が痛いと言って来院しました。口の中はどこも悪くないように見えます。しかし、レントゲン写真を撮ってびっくりしました（次ページ写真上）。歯が神経近くまで虫歯菌で溶けて、中は空洞になっているようです。

「今から80年近く使う歯なんだよ!!　絶対に神経を取りたくないなあ。神経を取ると枯れ木と一緒なんだから！　なぜ、もっと早く来てくれないのか」と溜息……。**神経がなくなると、「咬んで折れる」「腐る」「根っこに膿がたまる」など抜歯の危険性が極めて高くなるのです。**

どこに虫歯があるのか？　よく見えないので、ドリルで開けたら大きな空洞になった虫歯にまた、びっくり（次ページ写真下）。患者さんがまだ若いので、私は患者さんの

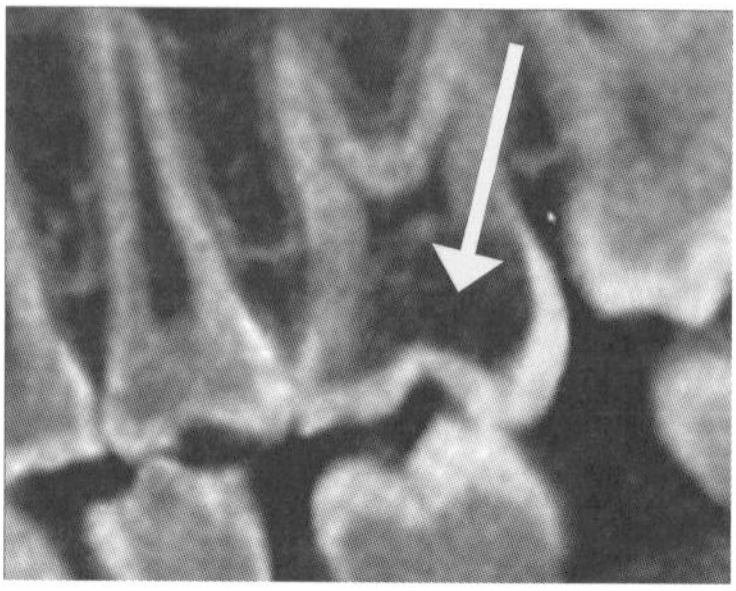

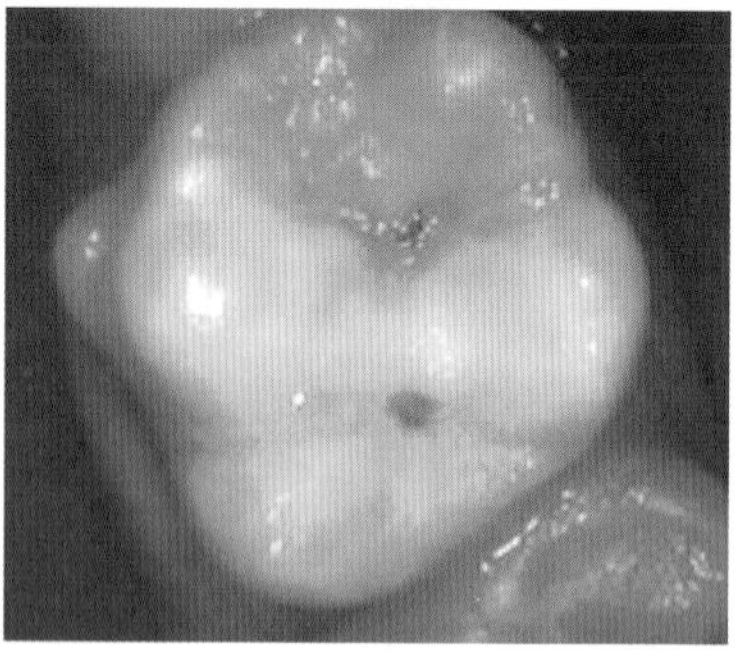

どこに虫歯？

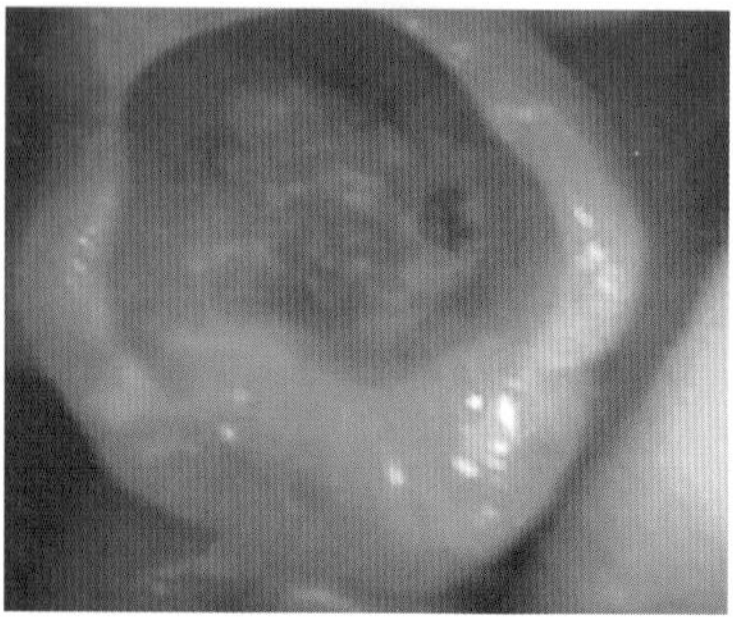

開けると大きな空洞が！

生命力や自然治癒力に期待して、歯の神経の保存療法を行いました。

今後、この患者さんには、自分が主役であることを自覚してもらい、自分の歯の健康は自分で守ってほしいと伝えました。

また、母親にも子どもが虫歯になった責任の一端があることを説明して、「歯の定期的予防処置の大切さ」を伝えました。私たち歯医者は、脇役でその手伝いをするだけなのです。

10 虫歯治療の間違い

「歯医者さんに行って治療を受けているけど、どうして歯を失うの？」

素朴な疑問が湧きませんか？

すでにお伝えしていますが、虫歯治療は人工物の置き換えであり、元の健康な歯に戻っているわけではないのです。

残念ながら、**歯の治療は何度も繰り返せない**のです。

虫歯 ⬇ 治療 ⬇ 虫歯 ⬇ 治療 ⬇ 虫歯 ⬇ 治療………⬇ 抜歯
人工物に置き換えるのはいつか限界があり、そのときが歯を抜くことになるのです。

「悪くなったら歯医者で治療を受ければよい」は大きな間違いなのです。このことは97％の患者さんが知らない事実です。

歯の寿命のステージ

もう1つ知ってほしいことがあります。それは「歯の寿命のステージ」です。
歯は、次の流れで一生をたどります。

ステージ1　健康な歯
⬇
ステージ2　小さい詰め物
⬇
ステージ3　部分的なかぶせ物
⬇
ステージ4　最終ステージ　神経を失って、大きなかぶせ物最終ステージの歯は、抜歯の一歩手前の状態です。

具体的にはどんな歯でしょうか？

もちろん、すでに神経を取っています。

見た目には、かぶせ物の銀歯か差し歯です。レントゲン写真で見ると、根っこに根充材が入って白く映っています。

自分に「最終ステージの歯が何本あるか？」を知りましょう。特に、根っこに大きな金属の土台が入っている歯やブリッジで支えている歯は、危険度が高いですね。

私の歯は、高校生のときに甘食して虫歯になり、大臼歯２本も神経を取りました。

いつ抜歯になるか？　ヒヤヒヤしています。

最終ステージの歯が多い人は、次は抜歯になる可能性が高いので、必ず「定期的なケア」をしてほしいものです。

11 神経を取った歯は最終ステージ？

枯れ木を想像してください。木の枝の形は保っていても、ぶら下がったりすると、すぐに折れますね。

歯も同じです。歯の神経を取ると、血管を失うことで歯が非常にもろくなります。痛みも感じないので、気づかない間に虫歯が進行しやすいのです。最悪の場合は歯が真っ二つに割れて、抜歯になることが多々あります。

もう一度、大切なことなので言います。

神経を取った大きな目立つ銀歯は、最終ス

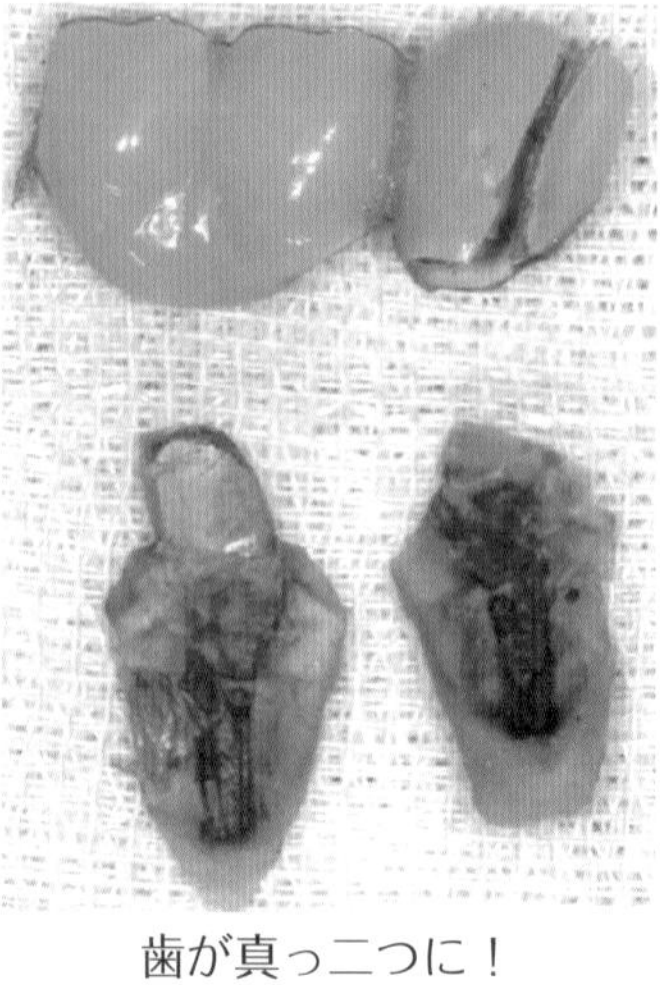

歯が真っ二つに！

テージなので歯の寿命が一気に短くなるのです。次にトラブルが起こると、抜歯の可能性が非常に高くなります。

抜歯になる理由は、次の3つです。

①毎日の咬む力で、ある日突然根が折れる
②かぶせ物の下で虫歯になり、根が腐ってしまう
③バイ菌が侵入して根の先の顎の骨が膿んでしまう

神経を取った歯の大きな銀歯《クラウン》の平均的な寿命は、約8年です！　ほとんどが人工物に置き換えられている状態なので、もう何度も治療を繰り返せないのです。

神経を取って痛みを感じないので、虫歯が進行しても気づくことがなく注意が必要です。

最終ステージの歯は、「抜歯の一歩手前の状態」と認識しましょう。

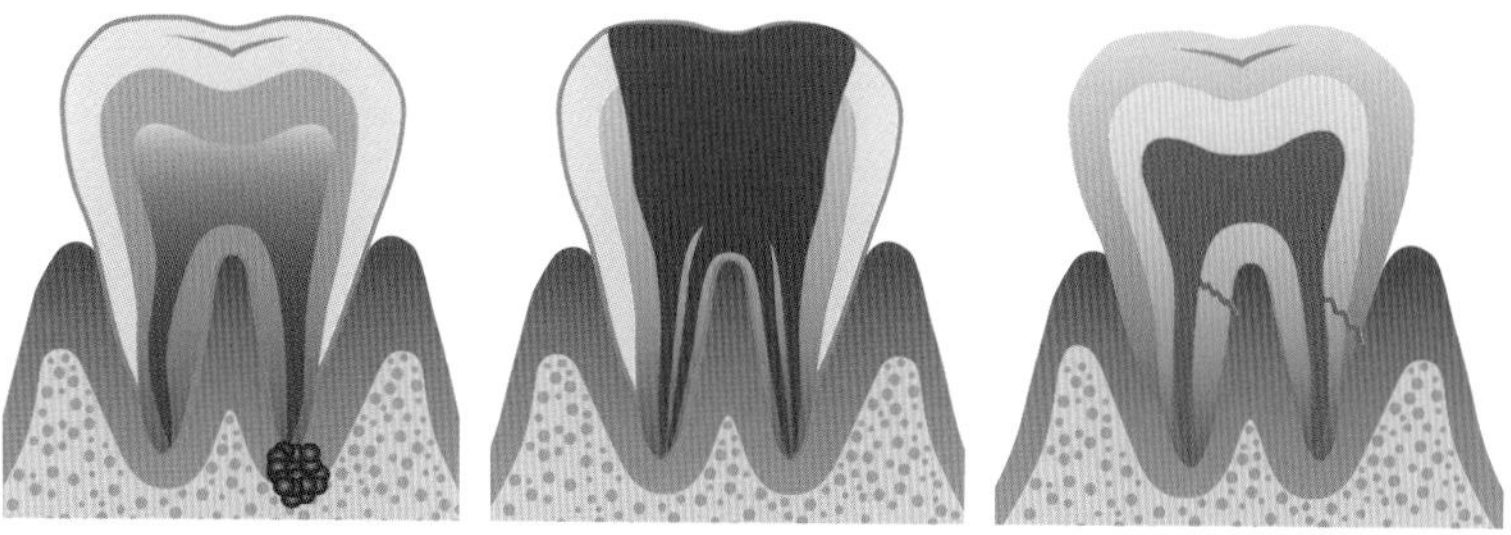

原因3　根の先に膿　原因2　根が腐る　原因1　根が折れる

出典：一般社団法人 歯の寿命をのばす会

12 歯の寿命を延ばす秘訣とは

今ある歯をぜひ大切にしてほしいと思います。そこで、歯の寿命を延ばす４つの秘訣をお伝えしましょう。

❶歯と歯の間の汚れをしっかり取る！

あなたは、何を使って歯の汚れを取っていますか？

歯ブラシだけですか……そうですか……。

歯ブラシも大切ですが、歯と歯の間に汚れが残っている人が非常に多いのです。

歯ブラシだけでは、60％の汚れしか取れません。虫歯予防にはデンタルフロスや歯間ブラシは欠かせないのです。これらを使えば、なんと80％程度の汚れが取れるのですから。

特に銀歯は帯電しやすく、**虫歯菌が付着しやすい特性があります。材質的にもサビやすく、虫歯菌が侵入して虫歯になりやすい。**

どこかで毎日「時間を確保」して、念入りに歯の汚れを取り除きませんか？　私は、毎日テレビを見ながら、お風呂に浸かりながら「ながら磨き」をしています。

みなさんは何分くらい時間をかけていますか？　3分ですか？　それはあまりに少な過ぎます。せめて30分くらい時間をかけ、5種類ぐらいの「歯垢落としグッズ」を使ってプラークを落としていただきたいですね。

ちなみに、私のおすすめの「歯垢落としグッズ」は、写真上から1列・2列・3列の歯ブラシと、4列目のタフトブラシです。

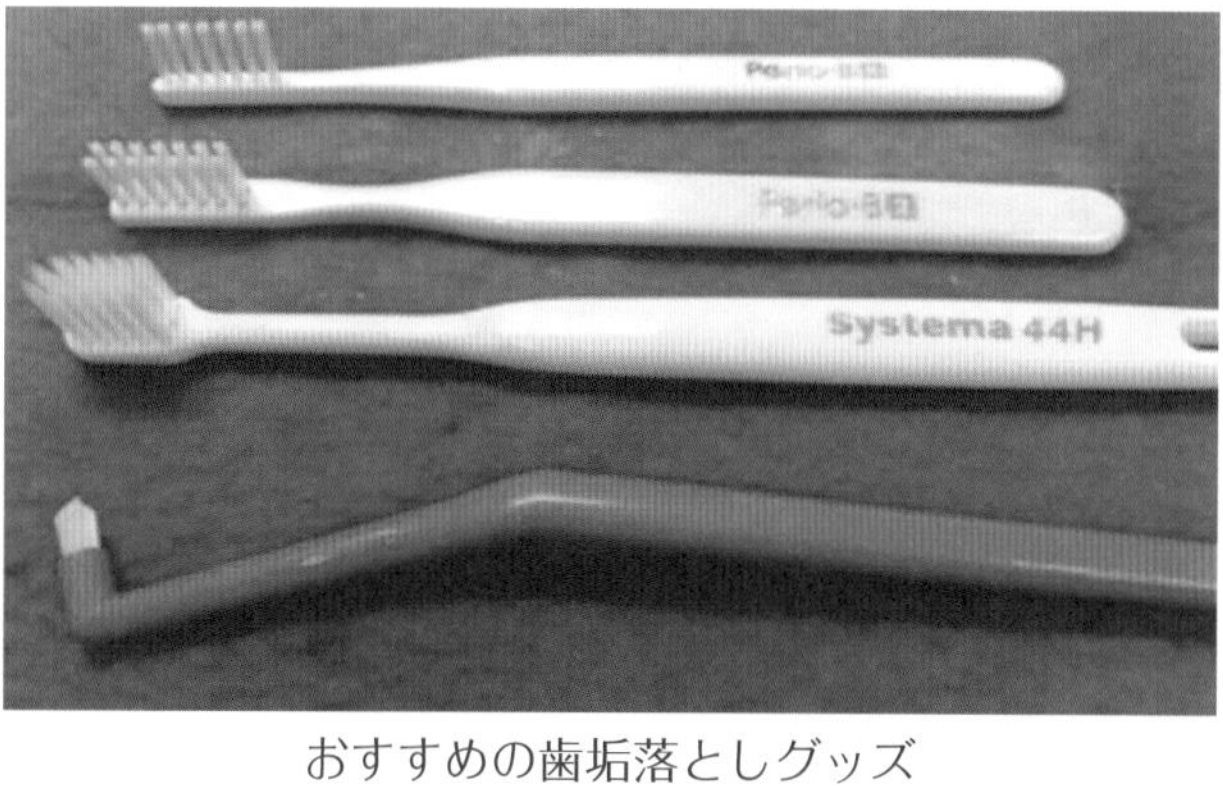

おすすめの歯垢落としグッズ

それから、歯間ブラシ（S・SS・SSSタイプ）、デンタルフロス、舌ブラシです。歯磨きのときに落とし忘れてしまいがちなのが、「舌苔《ぜったい》」です。舌苔は、細菌の宝庫です。口臭の元です。舌苔は、ゼッタイに舌ブラシで取りましょう。

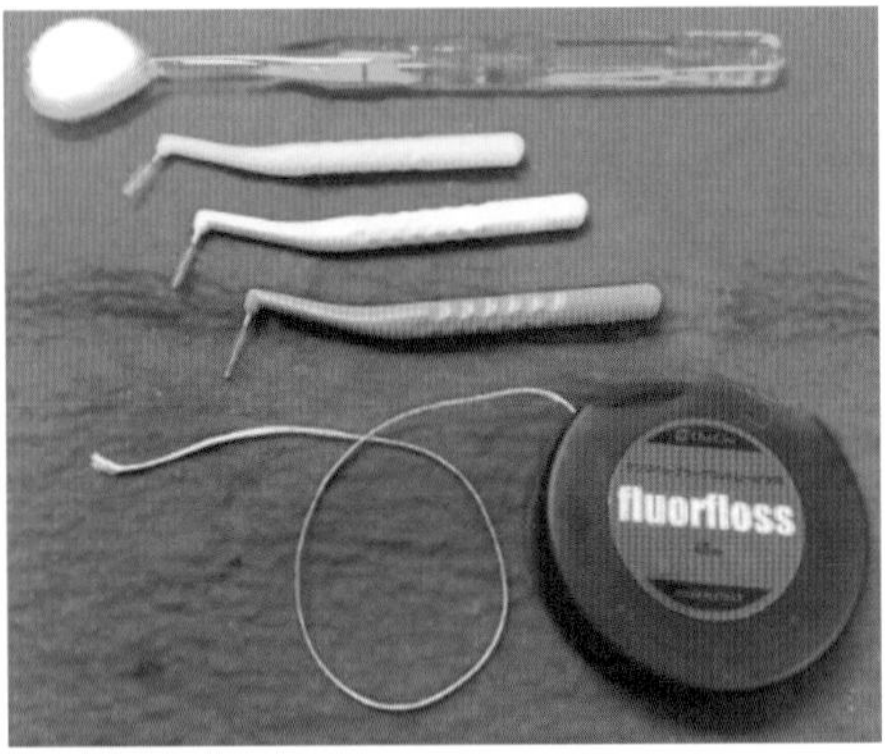

上から
舌ブラシ
歯間ブラシ（３本）
デンタルフロス

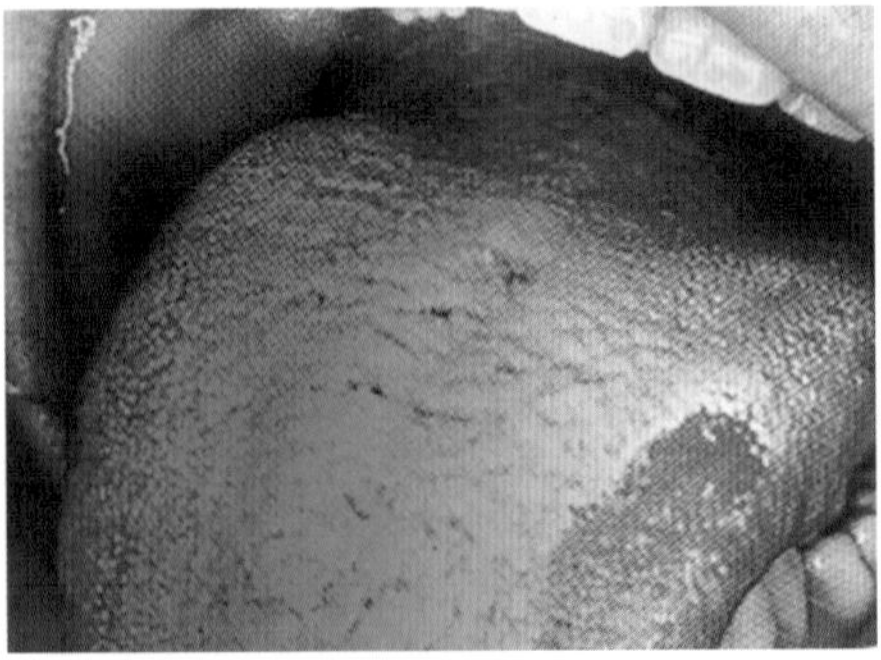

舌苔は細菌の宝庫

❷治療の中断をしない！

治療の中断をすると状況が悪化して、歯の寿命がとても短くなります。

私の経験でも、治療を中断されたために歯を抜くことになった患者さんは数知れません。


将来残せる歯の本数に影響するので、最後まで根気よく治しましょう。

❸痛くないは問題ない？

痛くないから、問題がないということではありません。

痛くなってからの治療だと、歯の寿命のステージが進行するケースが多いのです。

最悪は、抜歯です。劣化したり、ゆがんでいるかぶせ物は虫歯の再発につながるので、一度きれいに治しましょう。

❹歯の定期的予防処置「メンテナンス」を受ける

「もっと早くから歯の検診・治療をしておけばよかったですか？」の問いかけに、４人に３人が「後悔しています」と答えています。

早期に自分の歯のトラブルに気づくのは難しいものです。後悔しないためにも、「歯の定期的な予防処置」を受けて、トラブルを減らすようにしていくと、歯の寿命をとても長く延ばすことができます。

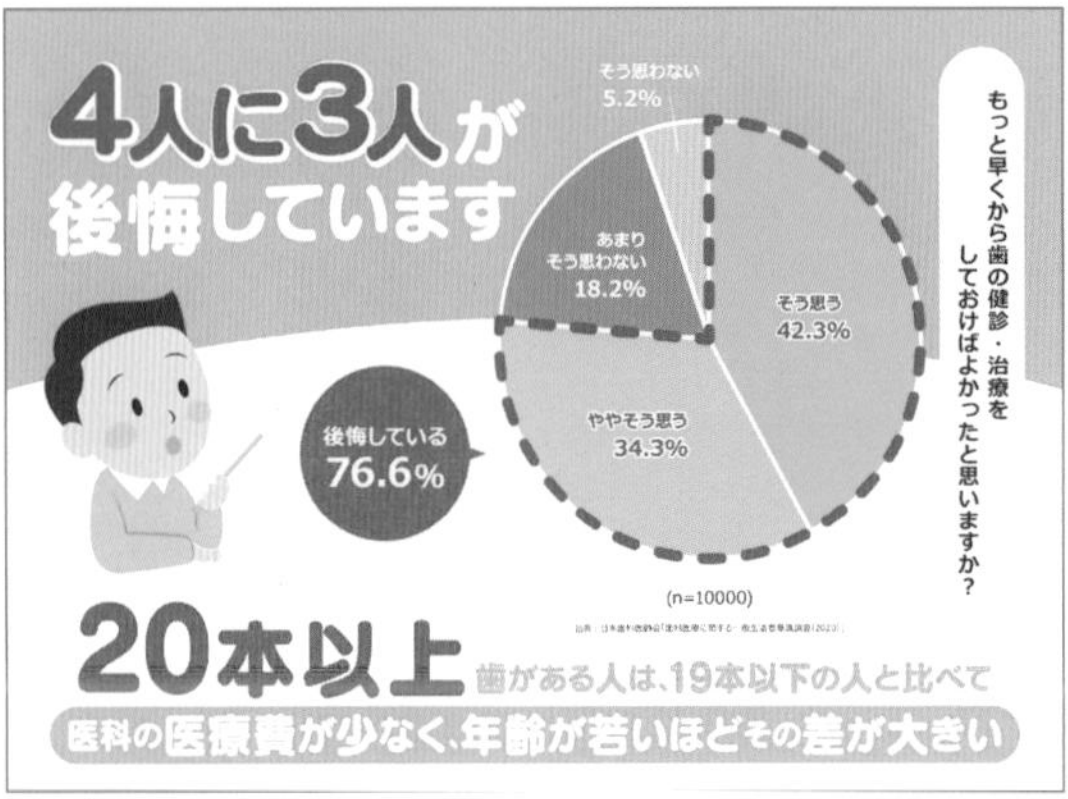

出典：日本歯科医療管理学会

第2章

なぜ歯周病で歯が抜けるのか?

――歯周病をコントロールすれば歯は残る!

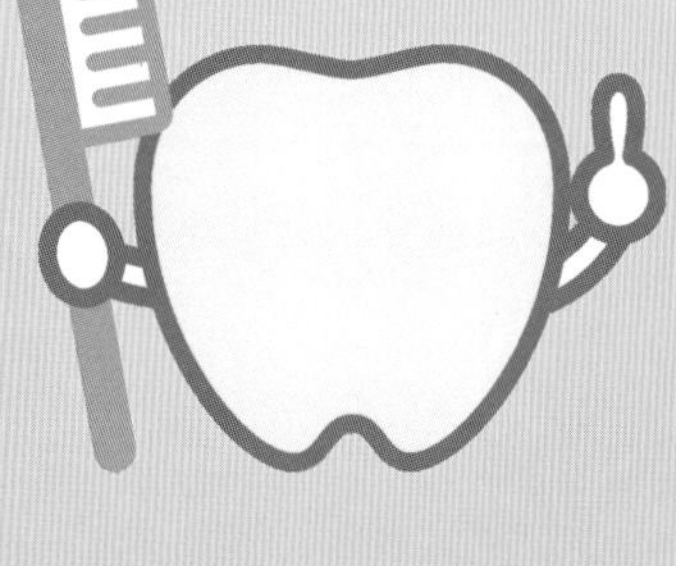

歯を失う原因の80％以上が、虫歯と歯周病です。
次のような症状はありませんか？

●口が臭う
●歯磨きで血が出る
●歯が長くなった気がする
●食べ物が詰まりやすくなった
●歯が揺れる
●歯並びが悪くなった気がする

これらはすべて歯周病のせいかもしれません！

13 歯周病ってどんな病気？

歯周病は、歯ぐきが腫れたり、歯を支えている骨が溶けてしまう病気です。「骨」と聞くだけでびっくりする人もいますが、歯ぐきの下には歯を支えている顎の骨があります。**歯を支えている骨が溶けてしまい、歯がグラグラになってしまうのが「歯周病」**です。

当然、なんの手当てもしなければ、私の母のように総入れ歯の道へとまっしぐらです。

昔は、写真のように**「歯根《しこん》の槽《そう》から膿《うみ》が漏《も》れる」**ので**「歯槽膿漏《しそうのうろう》」**と呼んでいました。

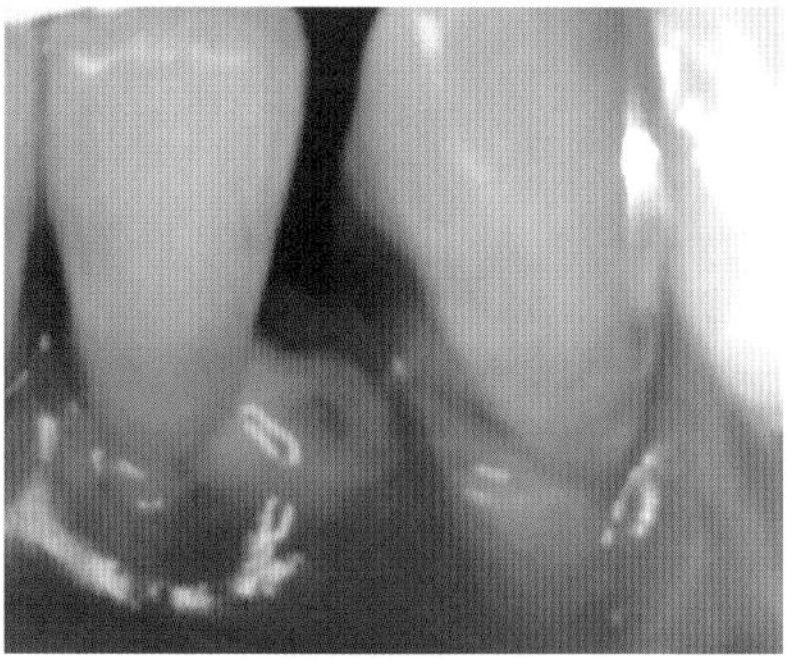

膿が漏れるので歯槽膿漏

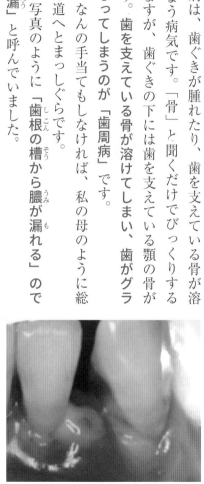

14 歯周病の原因

歯周病には、2つの原因があります。

❶「歯垢（プラーク）」と呼ばれる細菌の塊

歯垢は細菌などの塊です。歯の表面に付いている白色や黄白色のネバネバしたものです。食べかすとはまったく別物ですから、注意しましょう！

歯磨きをしてから時間が経つと口がネバネバするのは、細菌が増えているからです。

なんと、歯垢1ミリグラム（1グラムの1000分の1）には10億個の細菌がいて、あなたの歯ぐきの中をスクラムを組んでウヨウヨと動き回っているのです。

特にまずいのが、「レッドコンプレックス」と呼ばれる赤い連合軍！　頂点部のグループで次の3つの菌種が極めて病原性が高いものです。

P・g菌　ポルフィロモナス・ジンジバリス
T・d菌　トレポネーマ・デンティコーラ
T・f菌　タンネレラ・フォーサイシア

なかでも要注意は、リーダー役として君臨している「P・g菌」です。これは〝吸血鬼〟のような菌です。

歯間ケアをしっかり行わず、歯垢を磨き残してしまい、深い歯周ポケットができると、ジンジバリス菌の暮らしやすい環境が出来上がります。特に、血を見ると豹変する吸血鬼のような菌なので、歯肉から出血する人は要注意です。

また、全身の病気との関連が深い菌で、重度の動脈瘤から高い確率で検出されたり、P・g菌の毒素がアルツハイマー型認知症の脳内からも検出されているのです。

さらに、P・g菌の発生する物質により、糖尿病患者の血糖値がコントロールできないことも知られています。

あなたは、実際に自分の目で歯周病菌を見たことがありますか？

動いていてあまり気持ちのよいものではありませんが、「位相差顕微鏡《いそうさけんびきょう》」を置いている歯医者さんで見ることをおすすめします。

細菌が動き回っている映像を見ると、あなたのプラークコントロールの意識が変わってくることは間違いありません。

❷歯にかかる強い力

歯ぎしりをしたり、知らないうちに一部の歯に負担が強くかかっているケースがあります。負担が強くかかっている歯は、歯周病が進行しやすくなります。

歯が数本抜けてそのままにしている場合は、特に過剰な負担がかかって、残っている歯の歯周病が著しく進行する場合があります。

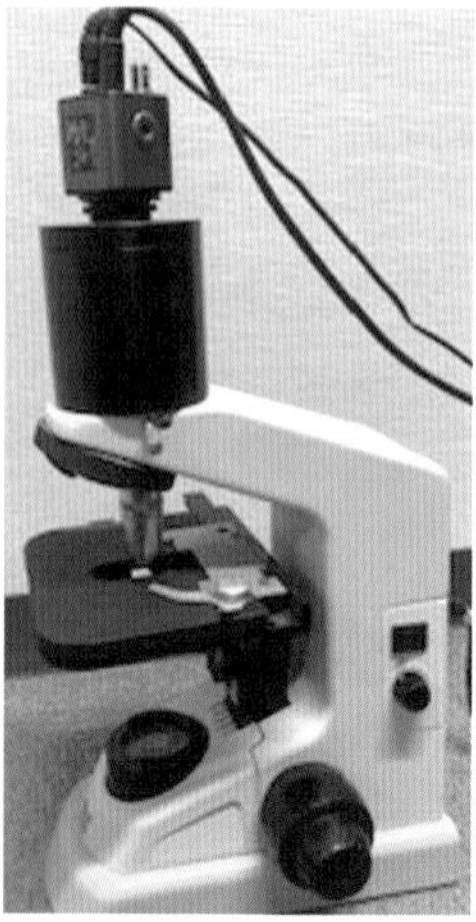

位相差顕微鏡

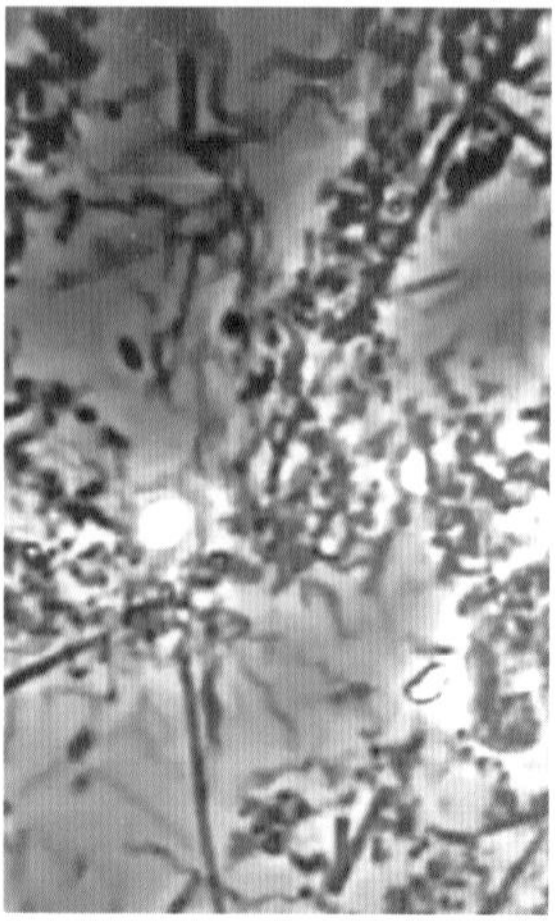

菌は動き回っている

15 もしかして、歯周病になっている？

痛くもないし、「私の歯は大丈夫」と思っていませんか？

なんと、中高年の5割以上が歯周病（4ミリ以上の歯周ポケットがある人）になっているのです。そして、実際に歯周病に悩んで継続的に治療を受けている人は、年々増えて、398万3000人（2017年）います。

歯があればだれもが歯周病になる可能

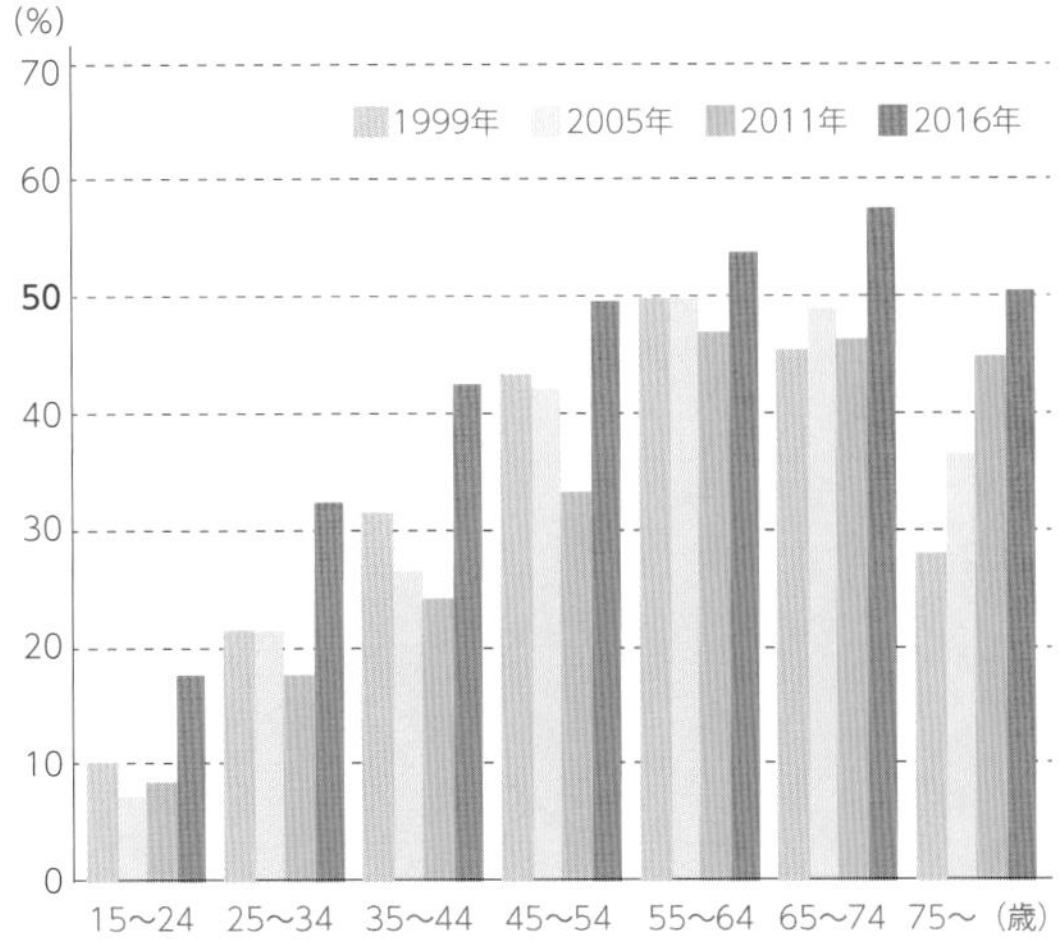

4㎜以上の歯周ポケットを有する者（%）の年次推移

出典：2016年歯科疾患実態調査、厚生労働省

性があります。一般的には、40歳前後から進行が早まるケースが多いようです。

歯周病は、はっきり言って「生活習慣病」です。

あなたの歯を少しでも守るためには、虫歯の治療だけでなく、40歳頃から歯周病を定期的にチェックする習慣を身につけていただきたいものです。

歯医者さんに行って、歯科衛生士さんと仲よくなって、あなたの歯をプラークコントロールする習慣は、極めて大切な行為になります。

16 歯周病が怖い本当の理由とは

「虫歯でしみたり、かぶせ物が取れた」「歯ぐきが腫れたり、出血した」歯医者さんに行く理由は、どちらが多いでしょうか？

多くの患者さんは、虫歯が原因で来院されます。歯ぐきが原因（歯周病）で来院する人は少ないのですが、でも**歯が抜ける割合は、虫歯も歯周病も同じ**です。なぜでしょうか？　ここに歯周病の怖い点が潜んでいるのです。

自分では問題を感じにくい

歯周病は、サイレント・ディジーズ「静かなる病気」➡「死の病」と呼ばれ、痛みなどの自覚症状があまりない病気です。そのため、気がついたときにはかなり進行しているケースが多いのです。実際に患者さんが自分で気づくときには、73ページの写真のように歯のまわりが腫れて膿がたまり、歯を支えている骨がすでに半分溶けていたりします。

溶けた骨は治療しても戻らない

びっくりするかもしれませんが、一度失った骨は基本的に元には戻りません。

「でも、歯周病になっても治療すれば大丈夫でしょ？」と思われるかもしれません。しかし、残念ながら歯周病の治療をしても元には戻せないのです。

歯周病の治療は、原因を除去して、これ以上骨が溶けないように環境をよくするだけです。「そのうち治療をすればいいだろう」と思っていると、レントゲン写真のようにどんどん大切な骨を失ってしまいます。

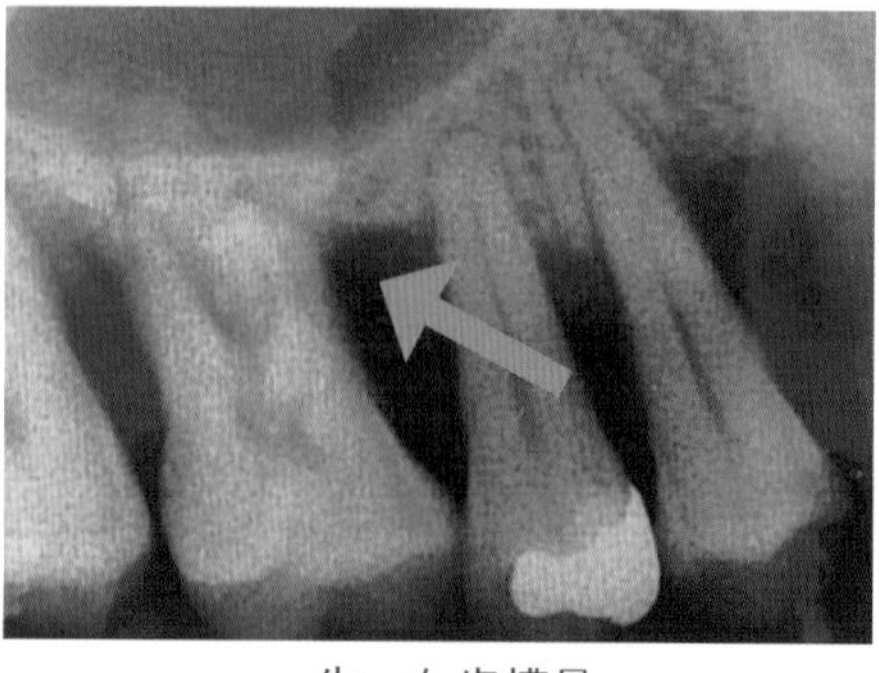
失った歯槽骨

17 歯周病による人生への悪影響とは

歯周病って、他人事のように思っていませんでしたか？

歯周病になると、骨が溶けたり歯ぐきが腫れたりして出血する以外にも、いろいろな悪影響を及ぼします。

どんな悪影響があるのか――知りたくありませんか？

「知らないことは罪である！」

「知ろうとしないことはもっと罪である！」

です。ここで、「歯周病で絶対に知っておくべき６つの悪影響」をお伝えしますので、必ず脳裏にインプットしてください。

❶口臭が強くなる

歯周病が重症化すると、口の中で細菌がガスを発生させます。それが強い口臭の原因となります。

生臭いニオイは「メチルメルカプタン」、卵の腐ったニオイは「硫化水素」、生ごみのニオイは「ジメチルサルファイド」、これらが混ざってとんでもない口臭になります。このとんでもないニオイも、自分ではまったく気がつかないのです。他人も言ってくれません。

子どもは正直です。

「おじいちゃん！　臭《くさ》～い」

統計では、働き盛りの40代・50代が、口臭の多い年齢層になっています。

商談に影響がなければいいのですが……。

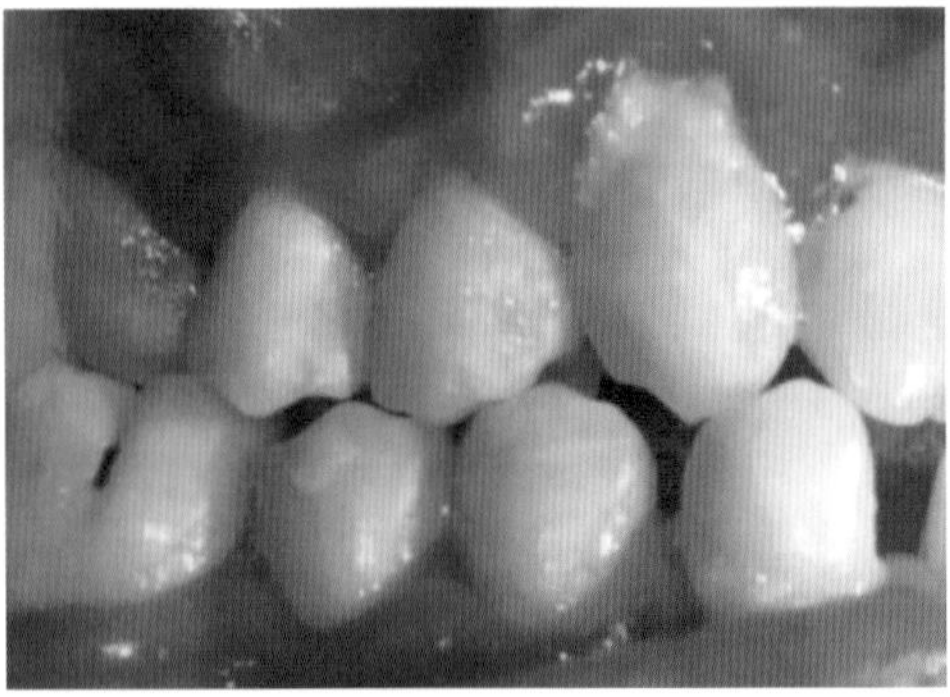

細菌がガスを発生させて口臭の元になる

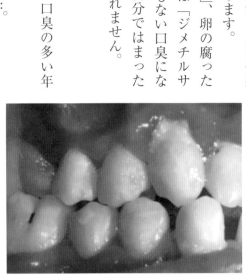

❷脳梗塞や心筋梗塞、糖尿病のリスクが高まる

歯周病は持続的に歯肉に炎症が存在している状態です。ということは、Ｐ・ｇ菌（吸血鬼・ジンジバリス菌）を唾液と一緒に飲んでいることになります。

「飲み込んだ細菌は、胃酸や胆汁で死ぬから小腸や大腸までは届かない」と思われるかもしれませんが、そうではないのです。

新潟大学名誉教授・山崎和久先生の研究によれば、「人の胃液ｐＨ３（強酸）でＰ・ｇ菌が２時間後でも70％生きていた」ということです。

強酸の胃酸で生きているということは、小腸や大腸に唾液中の歯周病菌が持続的に入り込んで、腸内細菌叢《ちょうないさいきんそう》のバランスを崩して、全身に悪影響を与え続けていると考えて間違いありません。この「持続的」が問題なのです。

歯原性菌血症《しげんせいきんけっしょう》をご存じでしょうか？　歯ぐきの中のバイオフィルムに住んでいるバイ菌が、粘膜細胞の防御壁をやすやすと突破して血管内に侵入し、全身に運ばれて引き起こすさまざまな症状を言います。

歯と歯ぐきの間に潜んでいる歯周病細菌と同じ菌が、動脈硬化病変の中に見つかっています。歯ぐきが出血すると、そこから簡単にバイ菌が侵入してしまうのです。**バイ菌が引き金になって脳に行けば「脳梗塞」に、心臓に行けば「心筋梗塞」になるのです。**

糖尿病と歯周病は、双方向のリスクになるので、糖尿病患者は歯周病が悪化しやすく、また歯周病があると血糖値が上がりやすくなります。歯原性菌血症って、怖いですよね！

❸歯ぐきが下がり、歯並びも悪くなる

歯ぐきが下がって歯が長く見えたり、歯が揺れてきて出っ歯になったりします。

実際、高齢者に見られるセメント質の虫歯も多発しており、治療が大変難しくなっています。

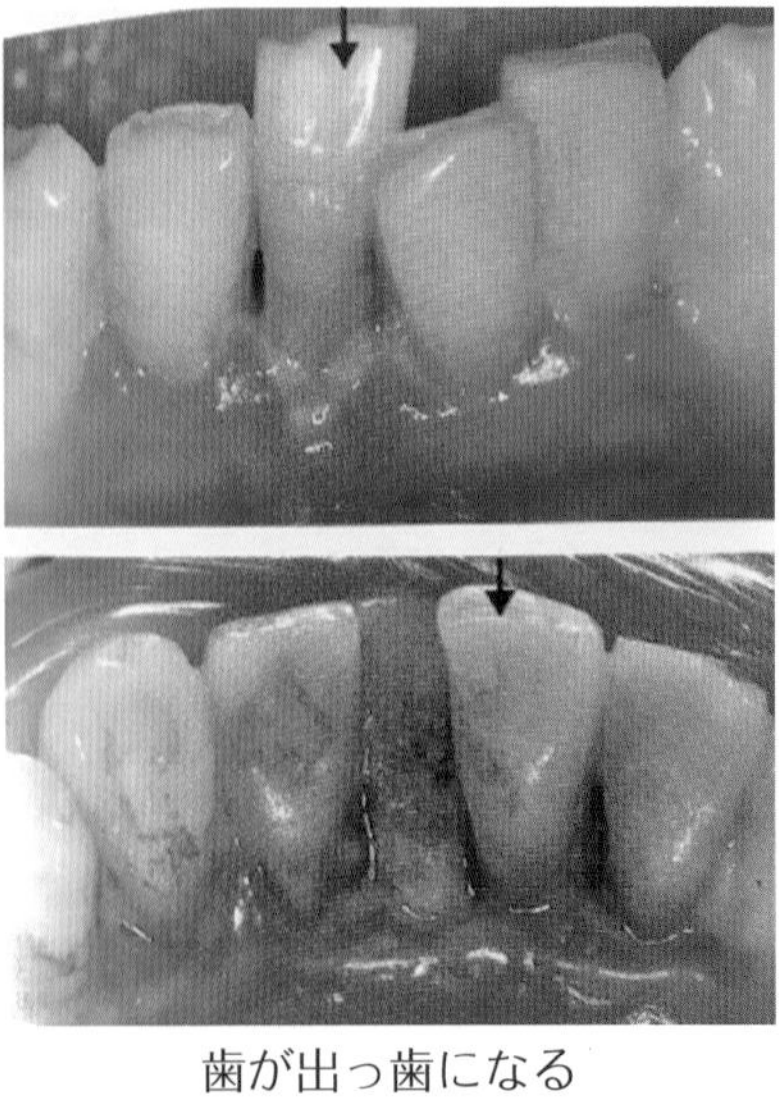

歯が出っ歯になる

❹歯を失う

歯を支える骨が溶けていけば、最終的には歯が抜けてしまいます。

歯が抜けると、残っている歯の負担が大きくなり、抜けるのが60歳で4本、70歳で8本、80歳で12本と年齢と共に加速度的に多くなります。

❺誤嚥性肺炎

歯周病が進行していると、歯周病菌が食べ物と一緒に気管や肺に入ります。その菌が原因で肺炎になるリスクが高まるのです。

第1章でも述べたように、歯が抜けるとＱＯＬが大幅に低下します。歯が抜ける大きな原因は歯周病と虫歯ですが、歯周病は悪性腫瘍（がん）や心疾患、脳血管疾患、肺炎、誤嚥性肺炎《ごえんせいはいえん》にも関係しているのです。

❻歯周病はアルツハイマー病発症の原因になる

歯周病菌（特にP・g菌の出す毒素）によってアルツハイマー病の原因タンパク質である脳のゴミ「アミロイドベータ」が、脳内に10倍発生することがわかってきました。

歯周病が原因で人生に大きな影響が出るのは、もったいないことです。

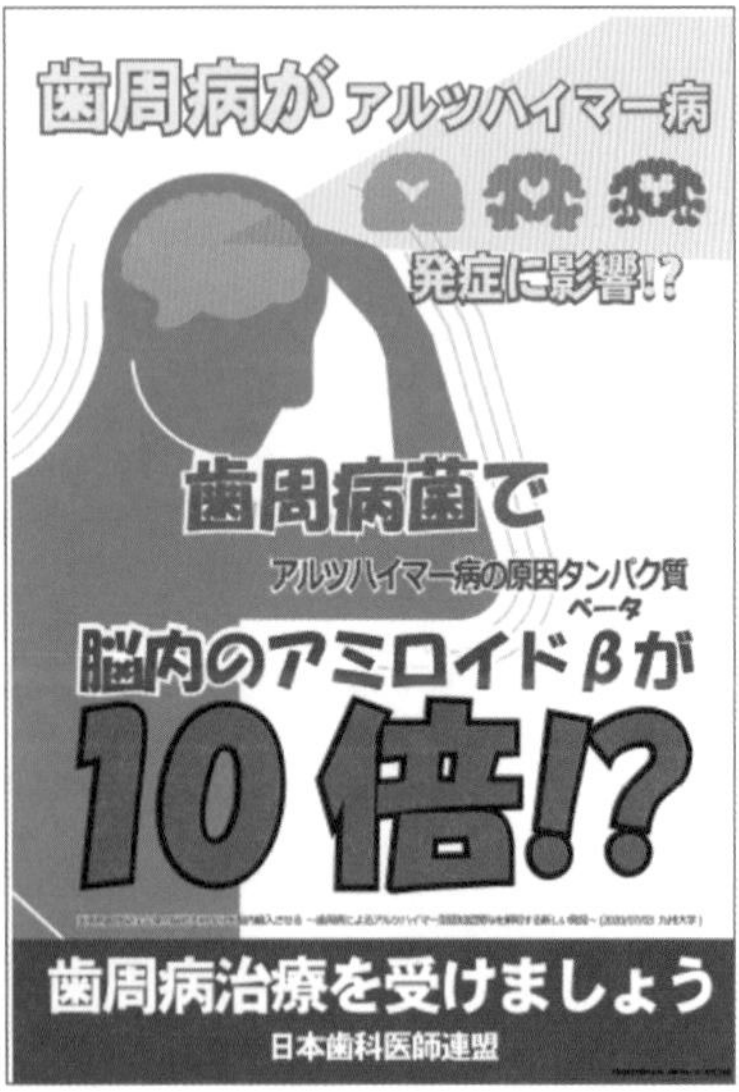
歯周病がアルツハイマー病
発症に影響!?
歯周病菌で
アルツハイマー病の原因タンパク質
脳内のアミロイドβ《ベータ》が
10倍!?
歯周病治療を受けましょう
日本歯科医師連盟

出典：日本歯科医師連盟

18 歯周病から歯を守るために

あなたの歯は、今、何本ありますか？
歯周病から歯を守るために必要な「３つのステップ」があります。

❶歯科医院で歯周病の検査をしてもらう

自分で歯周病に気がつくのは非常に難しいことです。多くの患者さんが自分の歯周病を自覚していません。自覚していても、実際の歯周病の状態と、本人が感じているイメージの状態とにギャップがあります。

まずは、歯医者さんで歯周病の検査をしっかり受けることが歯周病予防の第一歩です。

検査方法はたくさんありますが、おおむね次の４つを受けるとよいでしょう。

①歯周のポケット測定と動揺度検査

専用器具でやさしく歯周のポケットを測ってもらいましょう。正常値は３ミリまで。**無症状でも、ポケットが４ミリ以上あって出血すれば病気です！**

歯の動揺度も歯周病を改善するための貴重な情報です。１本１本チェックします。

②レントゲン画像診断

パノラマ写真や３次元のＣＴ画像で骨の溶けた状況がかなり詳しくわかります。

溶けた骨をこれ以上悪くしないモチベーションとして、必ず説明を受けて確認しましょう。

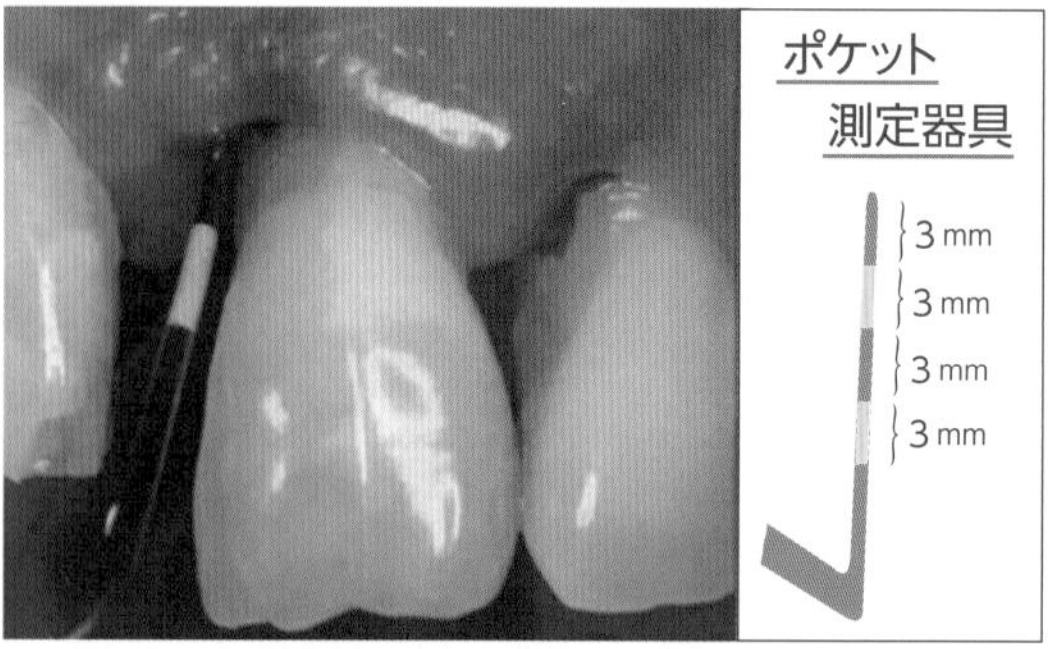

専用器具でポケット検査

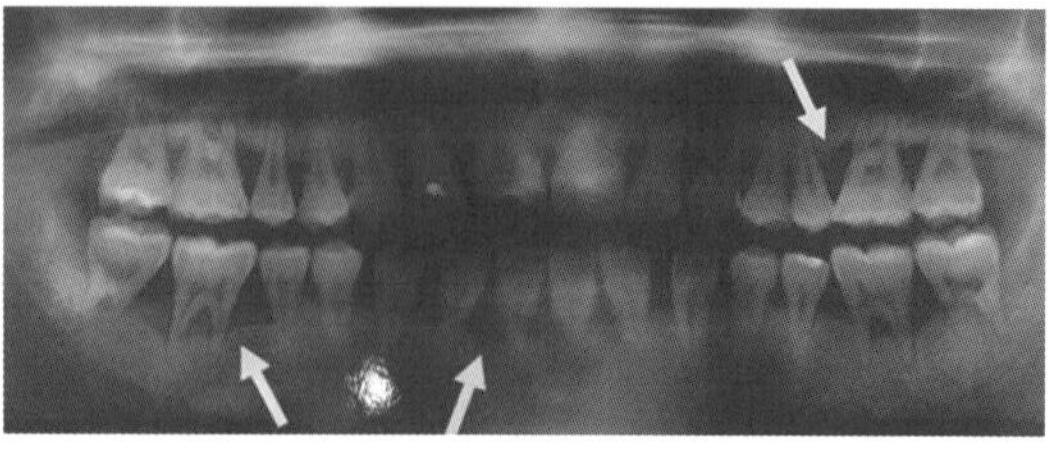
矢印は歯周病による骨破壊

③位相差顕微鏡で細菌の種類を検出

　あなたの歯ぐきのまわりに潜んでいる細菌をちょっとだけスライドガラスにとって、位相差顕微鏡で見てみましょう。**「にょろにょろ」と動いているのが見えたら歯周病菌です。**さらに、歯肉アメーバ・口腔トリコモナス・カビ菌・らせん状菌がいれば、歯原性菌血症の原因になるので要注意です。

④歯周病菌のDNA（PCR）検査

　新型コロナウイルスに感染したか否かの「ＰＣＲ検査」は、国民に周知のこととなりました。私は以前から歯周病菌のＤＮＡ検査を実施していますが、近年は患者さんに大変すすめやすくなりました。

　このＰＣＲ検査は、どの歯周病菌がどのくらいいるのかがはっきり数値でわかるのです。検査方法は、ポケットの深い歯肉に、紙でできたペーパーポイントを差し込むだけです。痛みはまったくありませんから、

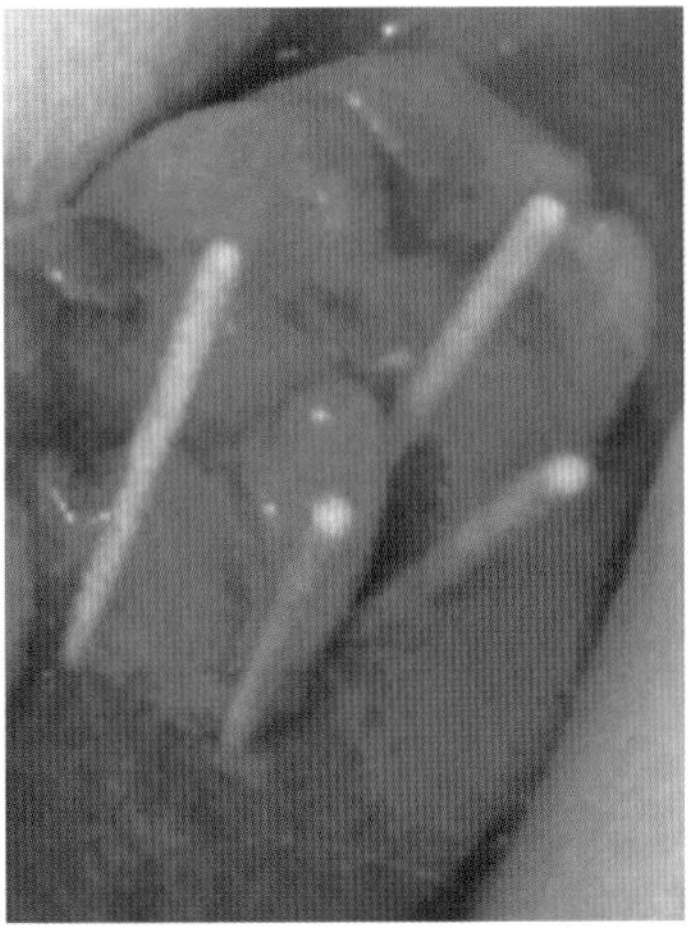

ＰＣＲ検査による歯周病検査

安心して受けられます。

いわゆるレッドコンプレックス、**「P・g菌」「T・d菌」「T・f菌」の3菌種の合計が3000以下だと正常と判断します。**

下記の報告書は、3菌種の合計が105万を超えており、治療をしなければ、将来抜歯の可能性と全身疾患への危険性を予知させる数値でした。

❷歯磨きの苦手な部分をチェックする

日本人は平均で毎日2回、歯磨きをしています。それなのに、多くの人が歯周病になるということは、少なからず歯磨きの仕方に問題があるということです。

歯磨きの上手な人でも、10〜20％も汚れが残って

PCR 検査結果報告書（院内用）			
医院名	421. 中西歯科医院		
氏名	○○ ○○	受付日	2014/07/08
カナ	□□□□□□	採取日	2014/07/04
生年月日	S23/12/01 性別 男	報告日	2014/07/08
カルテ No.	7583	受付 No.	0026
検査項目	測定値	基準値※1	単位
P.g 菌	816696	1000 以下	Copies
T.d 菌	69648	1000 以下	Copies
T.f 菌	169323	1000 以下	Copies
Red Complex	1055667	3000 以下	Copies

3 菌種の合計数は 105 万

います。現実に、**歯周病で来院する人は、汚れの取り残しが40〜50％くらいあることがほとんどです。**

取り残しの部分は毎回同じなので、そこから歯周病や虫歯が進行しやすいのです。人それぞれ苦手な部分があるので、その部分の磨き方を学ぶ必要がありますね。

歯周病予防のために、歯を磨く前に気をつけることは何でしょうか？

「えーッ！」と思われるかもしれませんが、**歯ブラシに歯磨き剤をつけないこと**です。

その理由は、口の中が泡だらけになって、長時間歯を磨くことができないからです。特に、歯周病の重症者は、ゆっくり時間をかけて1回30分以上「丹念磨《たんねんみが》き」をしましょう。

そのときに柔らかい歯ブラシで出血させないことがコツです。「ながら磨き」がおす

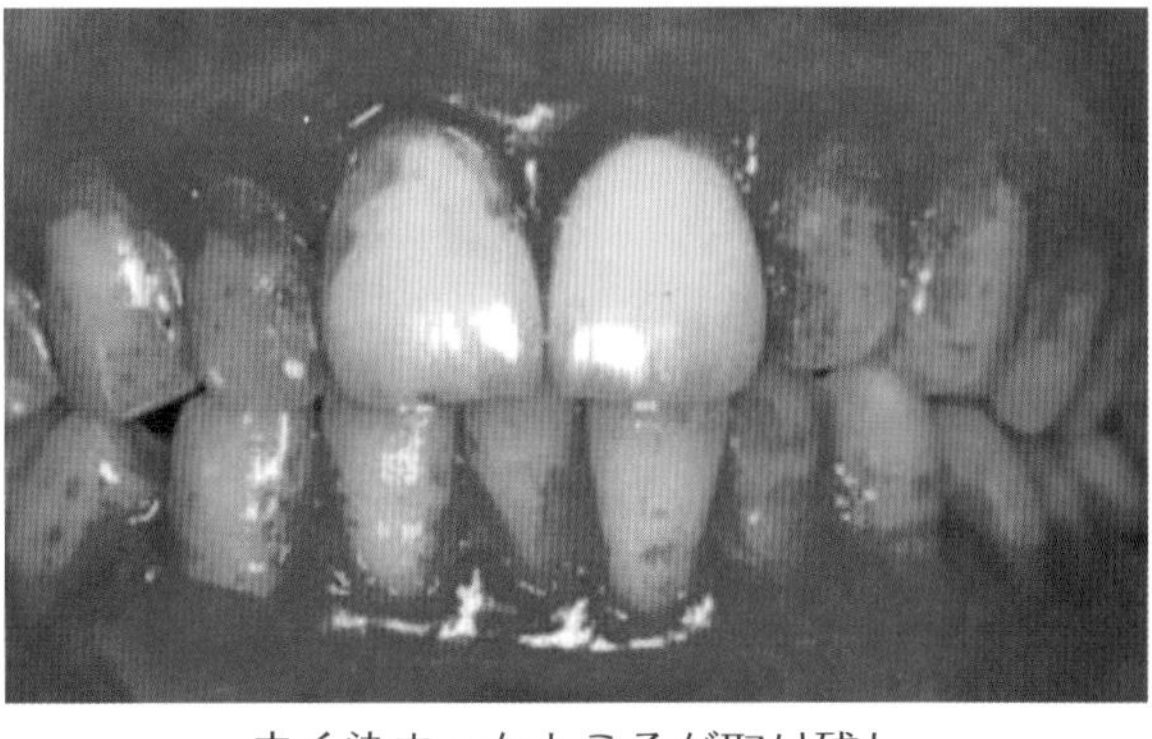

赤く染まったところが取り残し

すめです。テレビを見ながら、お風呂につかりながら……。

重症者に長時間ブラッシングが必要な理由はなんでしょうか？

3つ理由があります。

1つは、**歯周病菌の住処《すみか》をかき回す**ことです！「歯垢の細菌叢（バイオフィルム）」を撹乱《かくらん》して、風通しをよくし、生態系を破壊することにあります。ブラッシングは、「バイ菌退治」ではないのです。

2つめは、**長時間ブラッシングで防衛力を強化する**ことです！「歯ぐきの鍛錬」により血行をよくして、骨を取り巻く歯肉を強化することにあります。いわば乾布摩擦のようなものです。

3つめは、**歯ブラシが食物繊維の役目を果たす**ことです！「ながら磨き」で長時間、歯を磨けば磨くほど、歯面や歯肉の溝に溜まったバイ菌を歯ブラシの毛先がこすり落としてくれます。

私は、歯磨き剤をつけないで毎日磨いています。なぜなら、唾液は「天然の歯磨き剤」だからです。タダです。お金はかかりません。

唾液は、消化酵素「唾液アミラーゼ」だけでなく、次のようなたくさんの物質を含み、素晴らしい働きをしています。歯磨き剤を使わなくても、**口の中にある「天然の唾液」が最良の歯磨き剤**なのです。

●リゾチーム――殺菌効果
●ラクトフェリン――歯周病毒素の無毒化
●免役グロブリンＡ――抗菌剤
●パロチン――骨の老化防止ホルモン
●ペルオキシダーゼ――がんの元である活性酸素を消去
●ムチン――粘膜保護作用

あなたの苦手な部分の磨き方を７つ伝授しますので、さっそく試してみましょう。

①カカト毛先磨き

前歯の磨き方のコツは、毛先をうまく使いこなすことです。歯ブラシのカカト、わかりますか？　写真のよう

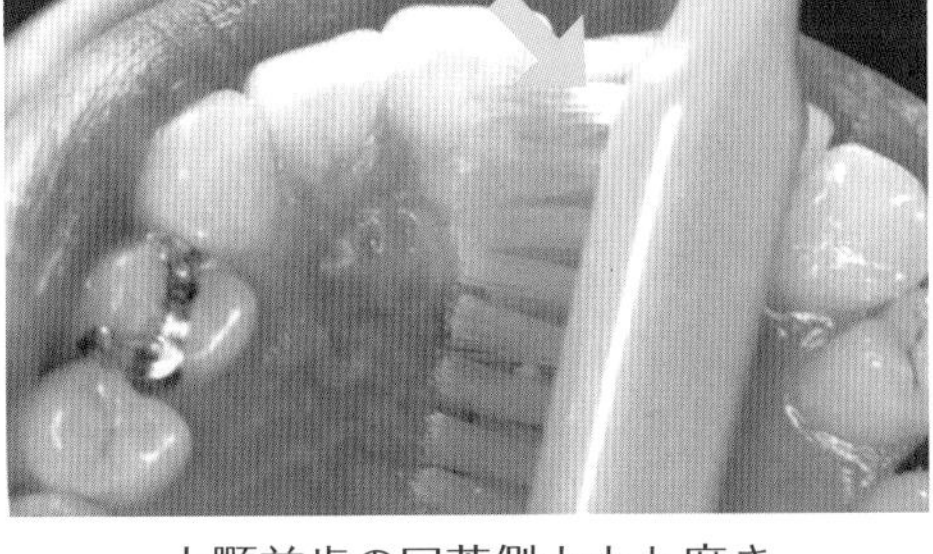

上顎前歯の口蓋側カカト磨き

出典：『健康な歯肉とブラッシング』丸森賢二監修、医歯薬出版

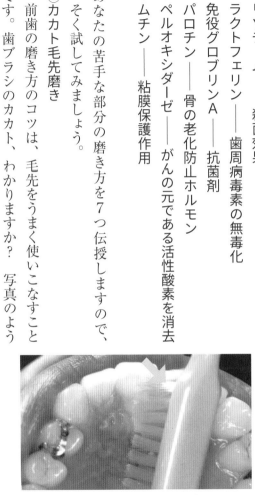

に歯ブラシのカカトの毛先を使って、歯の表面や歯肉縁からプラークを取りましょう。

②ツマ先毛先磨き

最後臼歯の面は、歯ブラシのツマ先の毛先を使う磨き方がおすすめです。歯ブラシの「ツマ先」をイメージしましょう。写真のように歯面に直角に毛先を当てて、毛先をうまく動かす磨き方です。

③短往復振動《たんおうふくしんどう》毛先磨き

歯の表面はすべて曲面ですから、直角に当てるのはかなり難しい作業です。さらに口の中は見ながら磨けません。想像で磨くので磨き残しをしてしまうのは当たり前なのです。ペンを持つように軽いタッチで、数ミリの往復振動による毛先磨きで簡単に「バイ菌の攪乱《かくらん》」ができます。

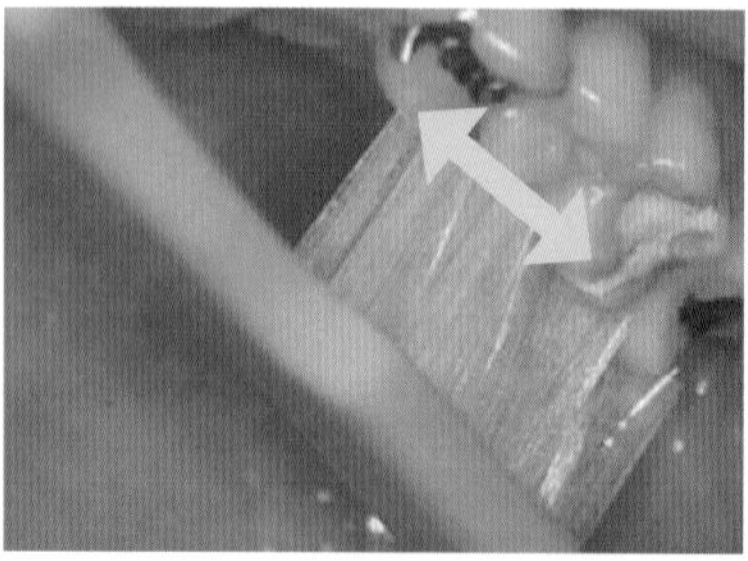
数ミリの短往復振動毛先磨き

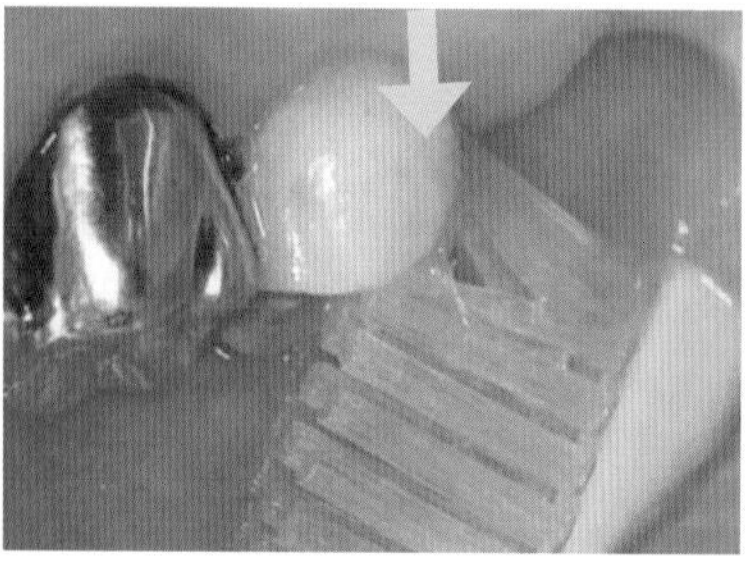
上下顎の最後臼歯の遠心側

出典：『健康な歯肉とブラッシング』丸森賢二監修、医歯薬出版

歯磨剤をたくさんつけての「ゴシゴシ磨き」は、絶対にやめましょう。力を入れて磨くと、研磨剤で歯面はすり減り（写真上）、歯ブラシの毛先が広がって（写真中）悲惨な状態になります。

歯磨剤は最後の仕上げにちょっとだけにしましょう！（写真下）

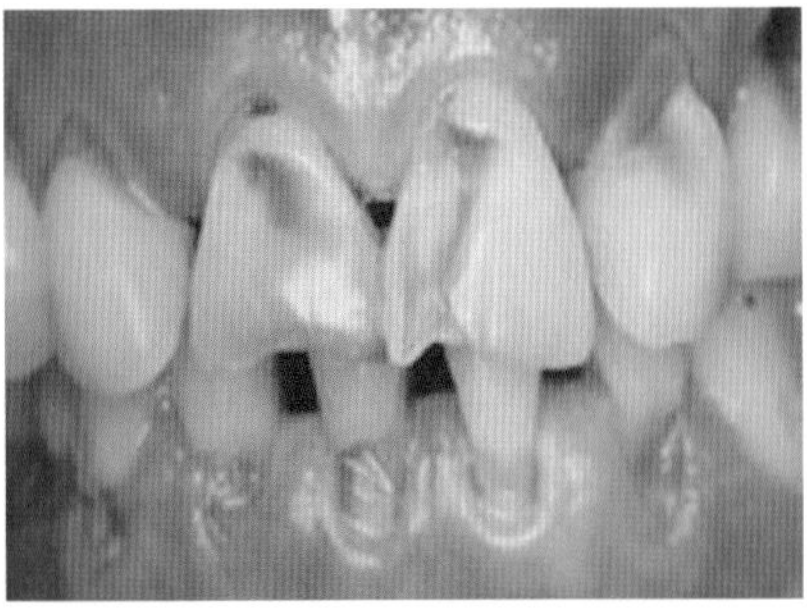

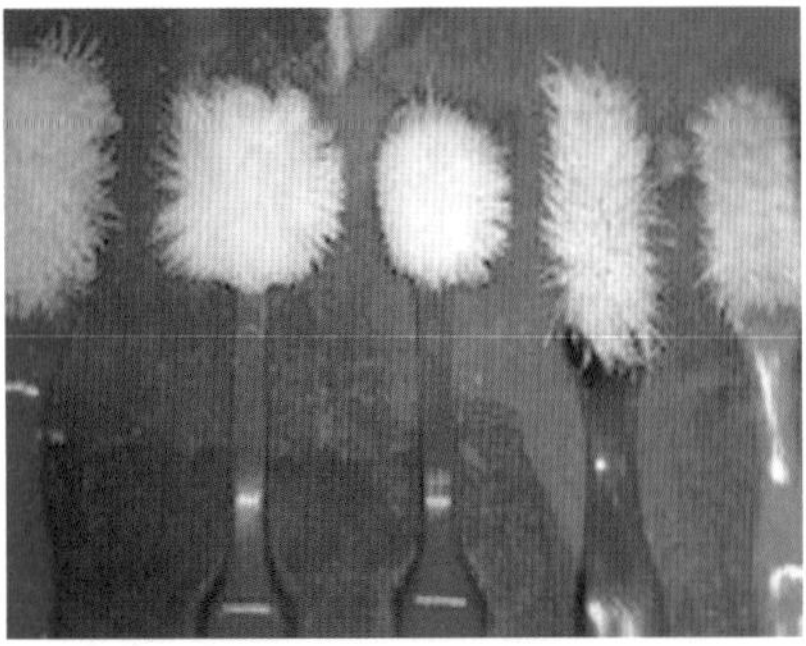

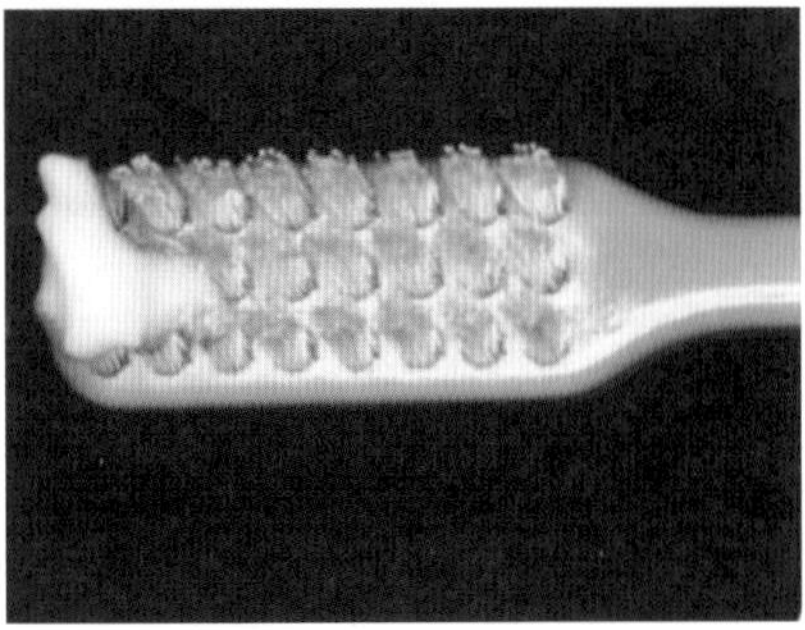

歯磨剤はちょっとだけ！

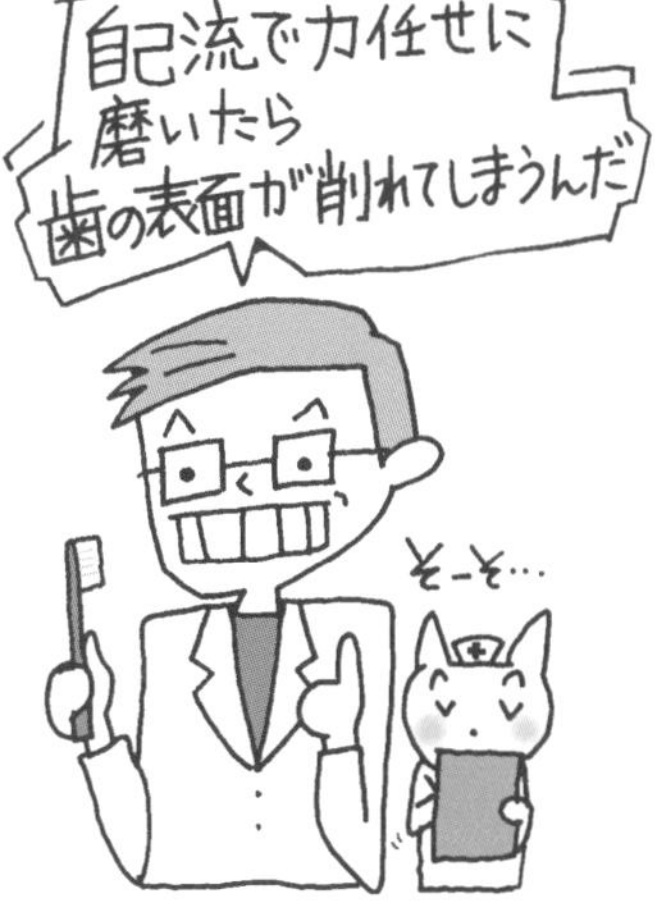
自己流で力任せに
磨いたら
歯の表面が削れてしまうんだ
そーそ…

④丹念《たんねん》な毛先磨き

歯がきれいに並んでいるとは限りません。あなたの歯の表面を全部きれいにするためには、的確な指導を受けて、繰り返して練習しましょう。

⑤毛先突っ込み震《ふる》わせ磨き

１列の歯ブラシを使用します。これは優れもの。歯周病菌が隠れる住処、特に根元や歯間に毛先が楽に入るのですから。毛先を突っ込んで震わせるだけでいいでしょう。

⑥歯間ブラシの使い方を学ぶ

歯間部の炎症がひどい場合、歯間ブラシを通すとびっくりするほど出血することがあります（左ページ写真右）。

出血は歯肉を傷つけたからで、手当てが必要です。過飽和食塩水（ぬるま湯に食塩が溶けなくなる

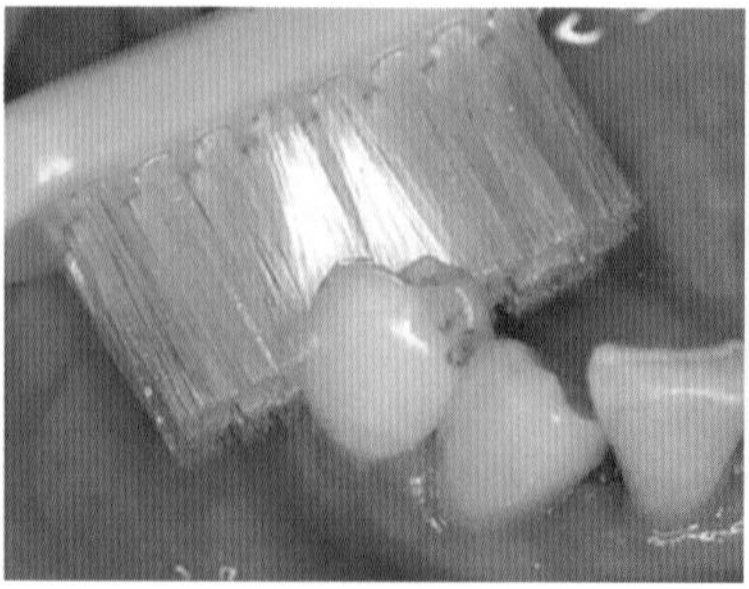

水平磨き

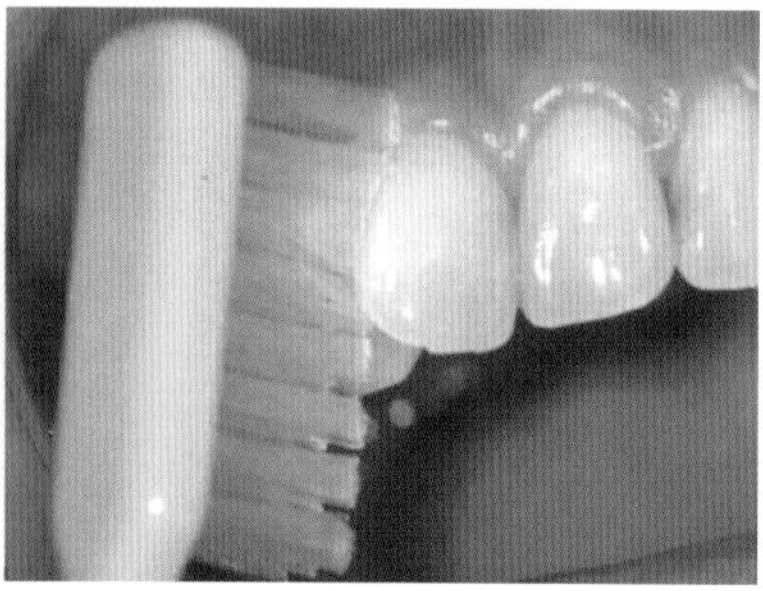

縦磨き

出典：『健康な歯肉とブラッシング』丸森賢二監修、医歯薬出版

まで加え、その上澄みを取ったもの）を盃《さかずき》半分ほど含み、出血した場所に舌の先でこすりつけます。

次に食塩水を吐き出し、タンニン液（番茶の出がらしを半分に煮詰めたもの）を口に含み、ブクブクと強くうがいして全部吐き出す。これで塩辛さも、舌のヒリヒリも出血も消えます。

最初はできるだけ出血させないよう、歯間に楽に通せるサイズを選ぶといいですね。使っていると次第に出血しなくなり、通常5日～1週間くらいでまったく血が出なくなりますので安心してください（写真左）。

歯肉が引き締まってくると隙間ができますが、健康になった証拠で歓迎すべき状態です。

⑦デンタルフロスの使い方を学ぶ

私は毎日、デンタルフロスを欠かさず使っていま

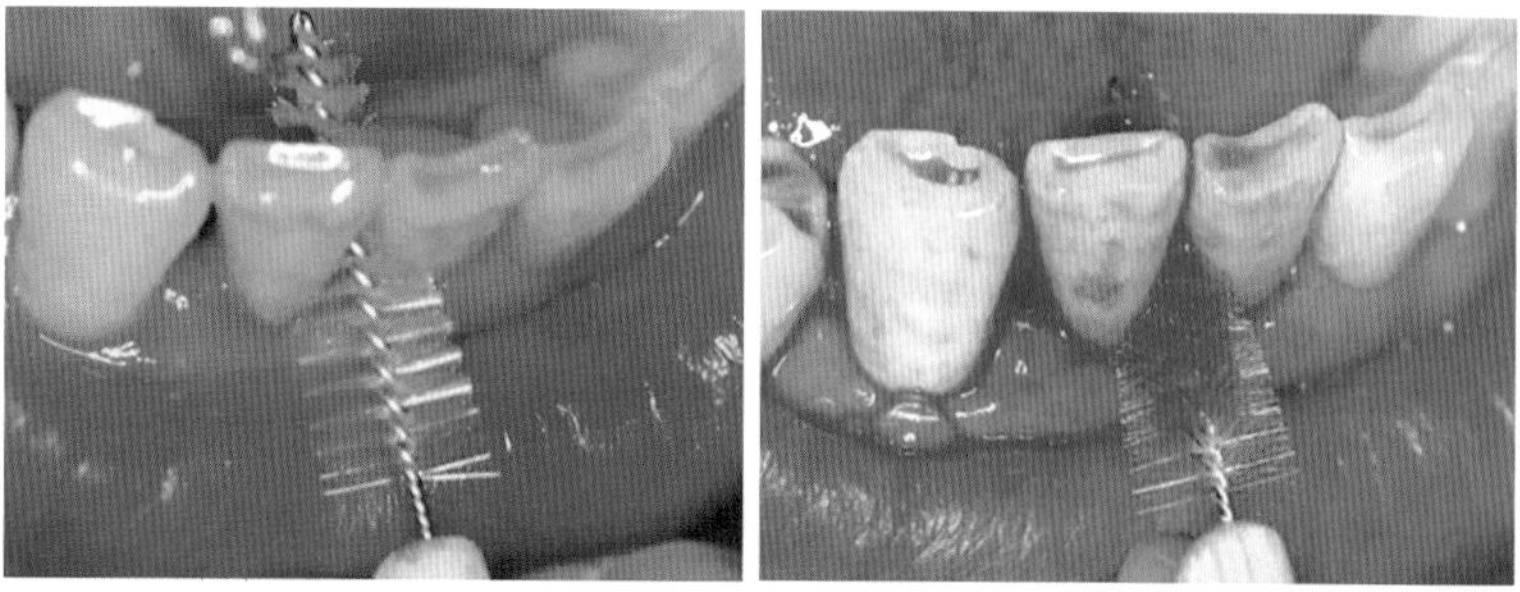

歯間ブラシは歯ブラシの届かないところに有効

出典：『健康な歯肉とブラッシング』丸森賢二監修、医歯薬出版

す。歯と歯の間にデンタルフロスを通すことで、かなり歯垢が取れてきます。

赤く歯垢を染め出しすると、歯垢がきれいに取れたかどうかがはっきりわかります。

フロスの効果は、絶大です！

❸歯周病の治療を受ける

検査で歯周病と診断された場合は、しっかりと歯周病の治療を受けましょう。

まず、歯石や歯垢（プラーク）をしっかり除去してもらうことが大切です。歯石は、自身でどんなに歯磨きを頑張っても取り除くことはできません。

歯医者さんで一度キレイな状態にしてもらいましょう。このとき、場合によっては咬み合わせの調整も必要

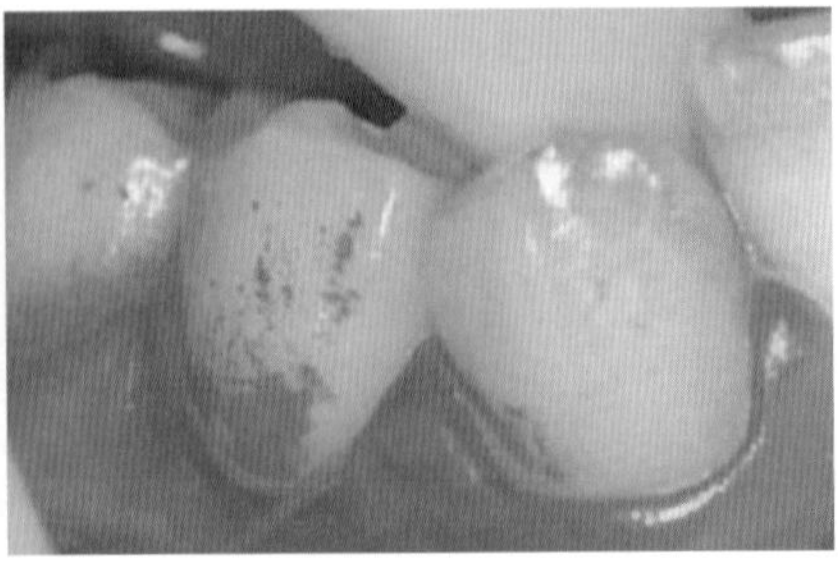

フロスで取れた歯垢

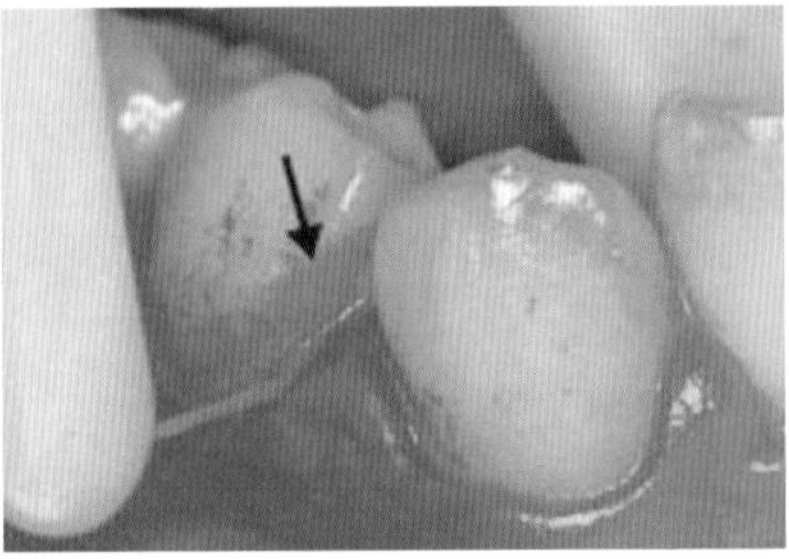

矢印の先に歯垢

出典：『健康な歯肉とブラッシング』丸森賢二監修、医歯薬出版

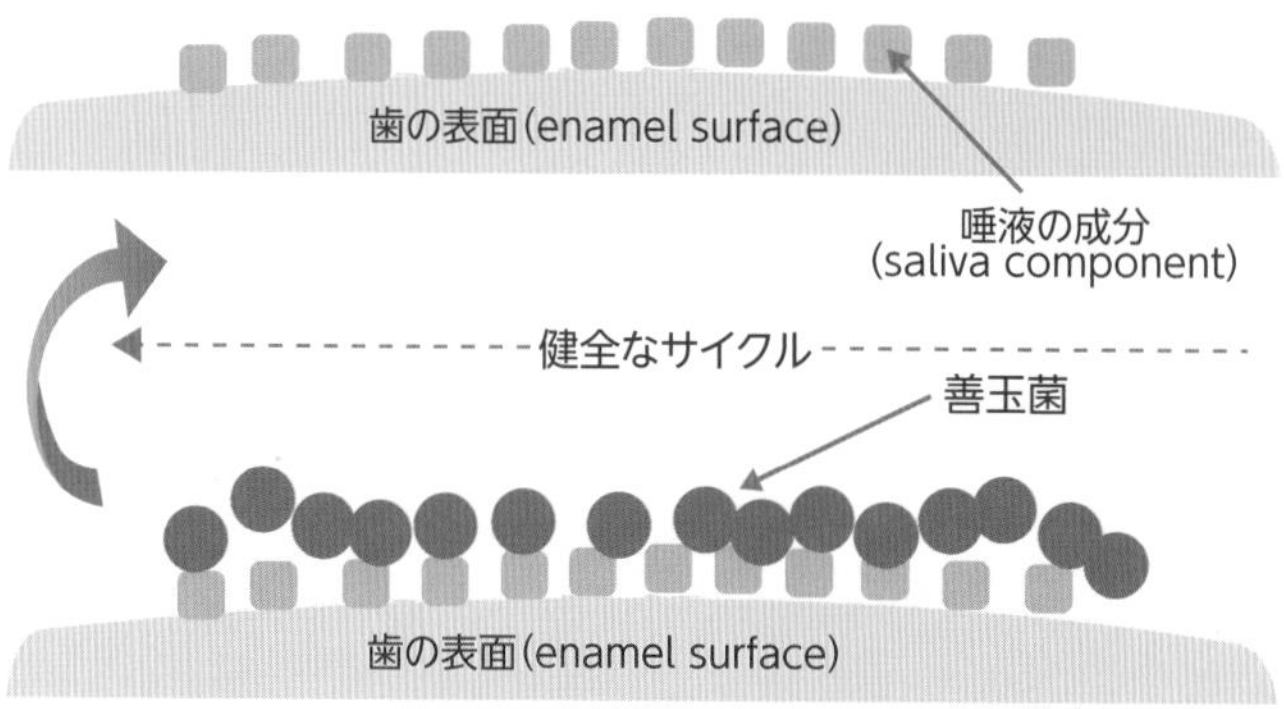

歯の表面に善玉菌付着

出典：『良いプラーク・悪いプラーク』武内博朗編、Medical プランニング

です。歯周病の治療は慢性疾患なので、１回で終わることは少ないのです。長いと10回程度かかることもあります。

それでは、具体的にどのような歯周病治療をするのでしょうか。

①ＰＭＴＣ（ピーエムティーシー：プロフェッショナル・メカニカル・ツース・クリーニング）

歯科衛生士による専門的な機器を用いる口腔清掃です。

歯磨きで取りにくいバイオフィルムを徹底的に除去します。除去するだけではなく、粗造な歯の表面を滑沢にして、悪玉菌の付着を防ぎ、**唾液の成分の上に善玉菌が付着しやすくするのです。**

②SRP（エスアールピー：スケーリング・ルート・プレーニング）

超音波スケーラーやハンドスケーラーを用いて、**歯周ポケット内の奥に付着している歯石やセメント質に感染している歯質を完全に除去**します。ポケットの奥深くまでスケーラーを挿入するので、局所麻酔をします。ときどき歯科衛生士さんから「先生！今からＳＲＰをするので、麻酔をお願いします！」と声がかかったりします。

痛くないためにする「ＳＲＰ」麻酔が痛かったら、話になりません。歯医者さんは、極力痛くしないように、細心の注意を払って麻酔をしているのです。

③抗菌療法3DS（スリーディーエス：デンタル・ドラッグ・デリバリー・システム）

患者さんにあったトレーを使って、**抗生物質で歯周病菌を殺菌する方法**です。けれども、いきなりこの抗菌療法でクスリを使っても、効果はまったくありません。

なぜでしょうか？　細菌の作ったバイオフィルムが、クスリの侵入を妨《さまた》げているからです。まずは、ＰＭＴＣやＳＲＰを行って歯面をキレイにしましょう。その後の抗菌療法なら効果絶大です。

私は「**あらゆるクスリは毒である！**」と思っています。できるだけ抗生物質は使いたくないのです。ただ、重症者の歯周病治療は別です。一本でも歯を残したい！　歯を抜きたくない！　美味しいものを自前の歯で噛めるようになってもらいたい！　という強い願いから、副作用があるかもしれないが、やむなく絶大な効果のある抗菌療法をおすすめする場合があります。

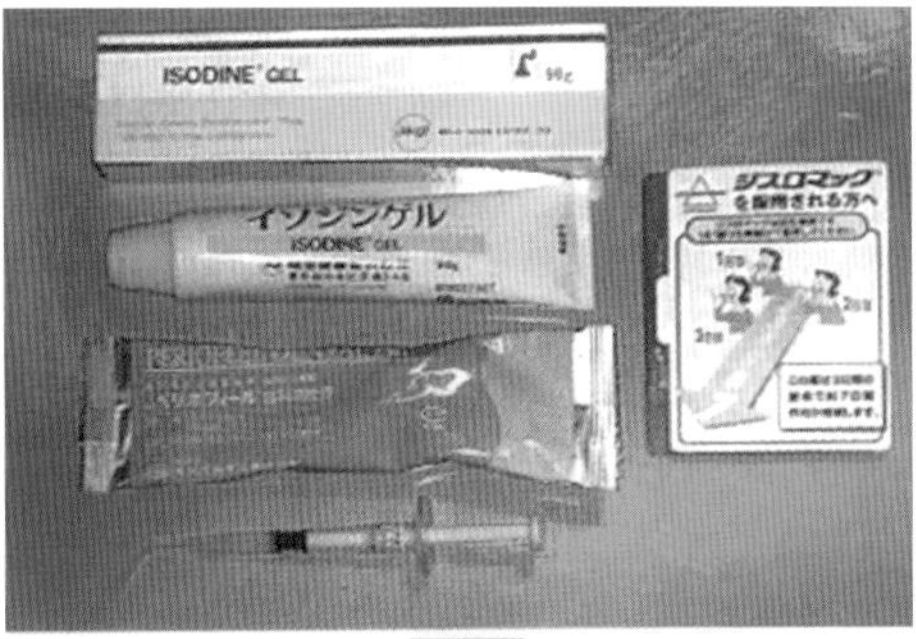

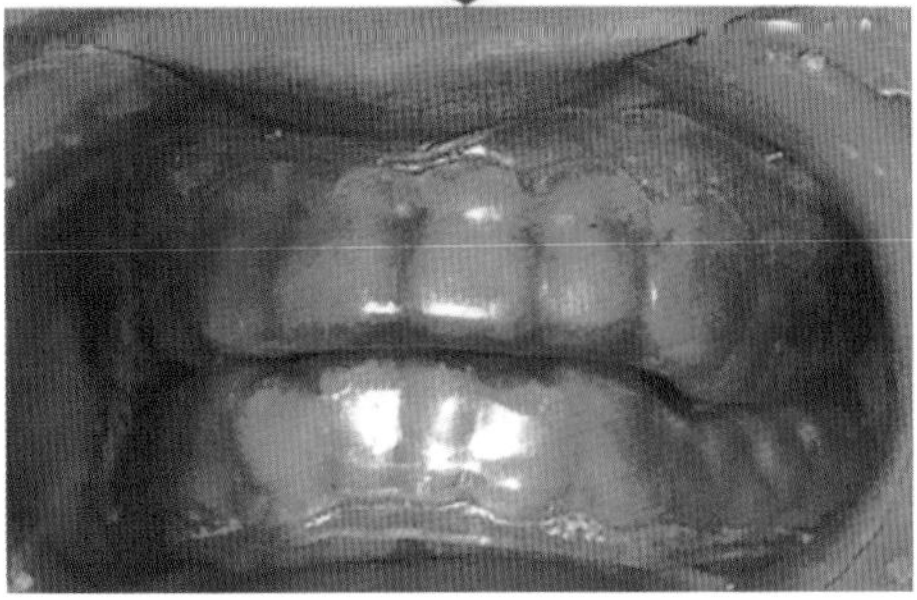

上：抗菌療法で使う抗生物質の軟膏
下：抗生物質軟膏を塗布したドラッグ・リテーナーを装着

出典：『3DS除菌療法マニュアル〔歯周基本治療編〕』武内博朗監修、Medicalプランニング

19 一度治療を受けたらもう安心？

歯周病は、高確率で再発する

歯周病の治療を受ければ、あとは今の状態を維持できますよね？

残念ですが、そうはなりません。じつは治療を受けても多くの人は、その状態を維持することが難しいのです。

歯周病は一度治療しても、そのままだと数か月〜1年前後で再発しやすいものです。もちろん治療をすると、いったんは歯ぐきの状態がよくなります。しかし、時間が経つとともに歯ぐきの状態が悪くなり、また歯周病が進行して骨が溶けてしまうことがほとんどです。

その原因はわかりますね。

自分の歯磨きだけではすべての歯垢（プラーク）を取り除くことができないからです。

ちょっとイメージしてほしいのですが、お皿洗いなら目で見てだれでもキレイに汚れを取れると思います。しかし、目をつぶった状態で複雑なシャンデリアをキレイにすることはできそうですか？　しかも短時間にです。難しくないでしょうか。

歯も同じで、見えなくて複雑な形なので、気づかずに取り残している部分が必ずあります。その取り残し部分から再度、歯周病が進行してしまうのです。

事実、歯周病は生活習慣病の1つとして認定されています。

治療と悪化のサイクルを繰り返すと、遠くない将来に抜歯になってしまいます。

なぜなら、先ほどもお伝えしたように、歯周病の治療をしても溶けた骨が戻るわけではないからです。

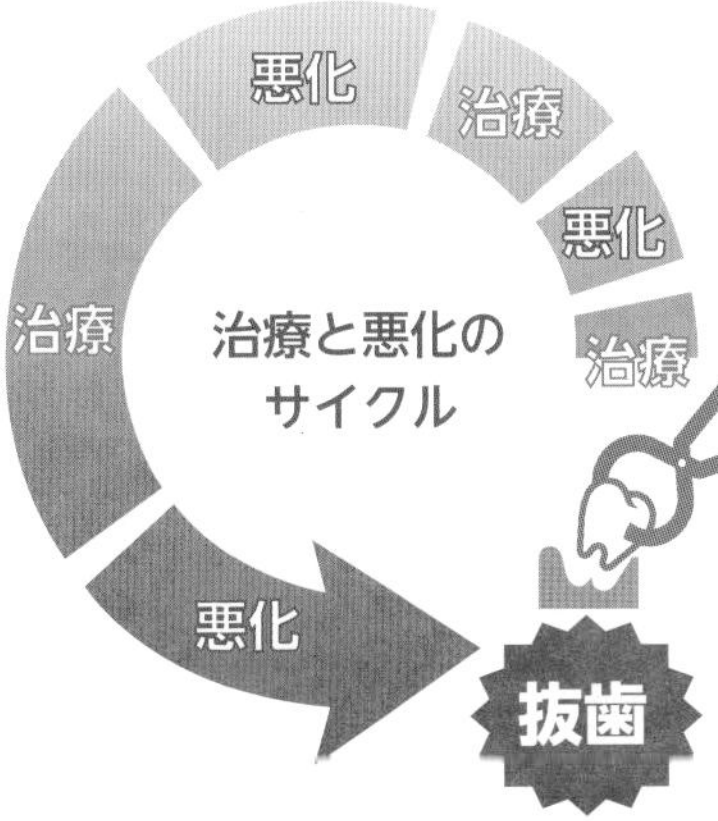

治療➡悪化➡抜歯のサイクル

出典：一般社団法人 歯の寿命をのばす会

20 歯周病の再発を防いで歯の寿命を延ばす

失った骨は戻らないし、再発もするならどうしたらよいのでしょうか？

大切なのは、歯周病の治療を受けて歯ぐきの状態をよくしたら、その状態をできるだけ維持することです。

スウェーデンに学ぶ――歯の寿命はメンテナンス次第

そのためには、**メンテナンスを受けて、ふだんの歯磨きでは取れない歯石やプラークを除去してもらうこと**です。

自分の歯磨きと歯医者さんでのメンテナンスを両方やることで、歯周病の進行を可能

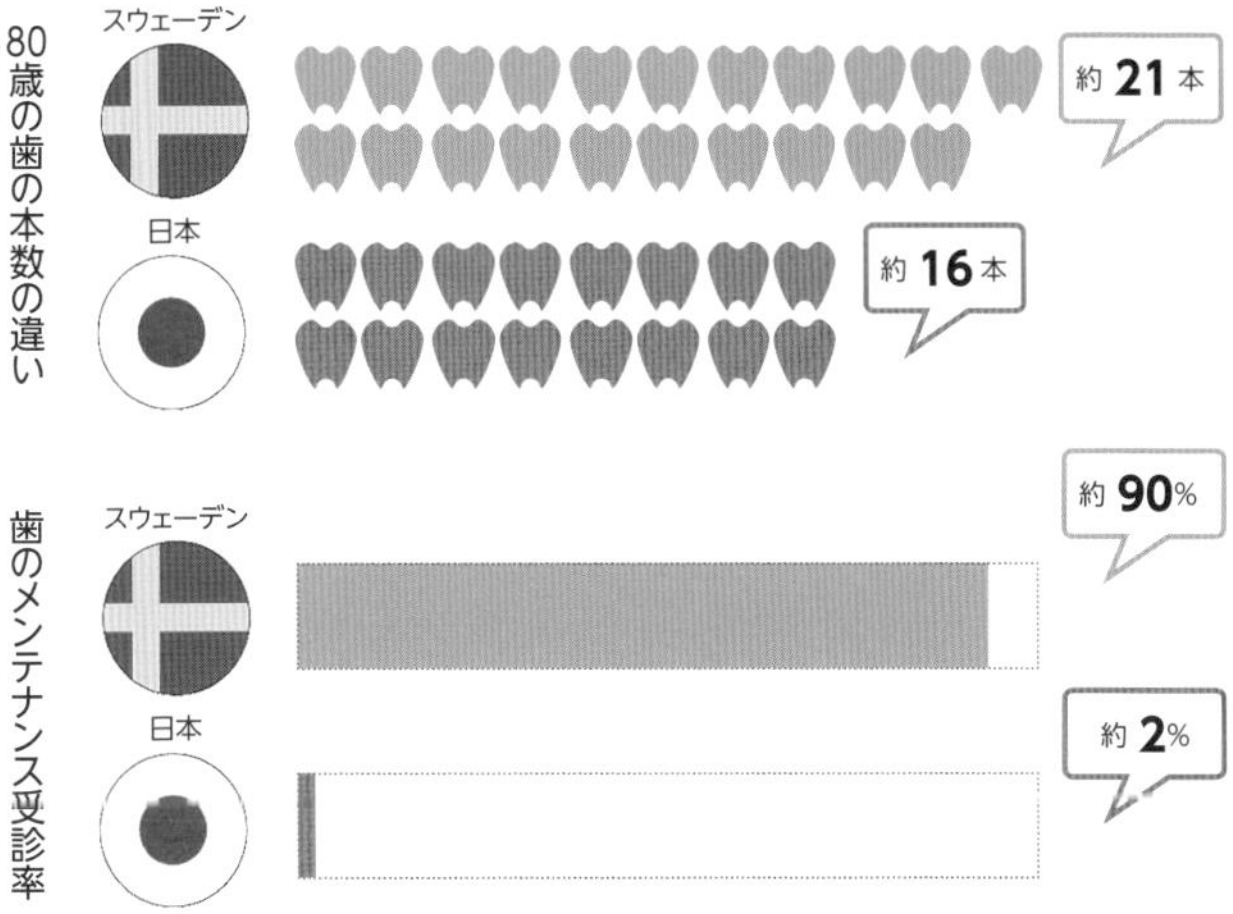

80歳の歯の本数の違い／歯のメンテナンス受診率の比較
出典：一般社団法人 歯の寿命をのばす会

な限り防ぐことができます。

日本人は世界的に見て歯の寿命が短く、80歳で平均16本しか残っていません。一方、北欧のスウェーデンでは、80歳で21本以上の歯が残っています。この違いをもたらす要因は、どこにあるのでしょうか？

歯の本数の違いをもたらす要因は、メンテナンスです。スウェーデンと日本とのメンテナンスの受診率の比較を見れば明らかです。**スウェーデン約90％に対して日本は約２％です。**ここが大きく違うのです。

歯周病は生活習慣病であり、一度治っても、再度歯周病になってしまうことがほとんどです。せっかく歯周病の治療をしても、再度悪化してから治療を受けると、残って

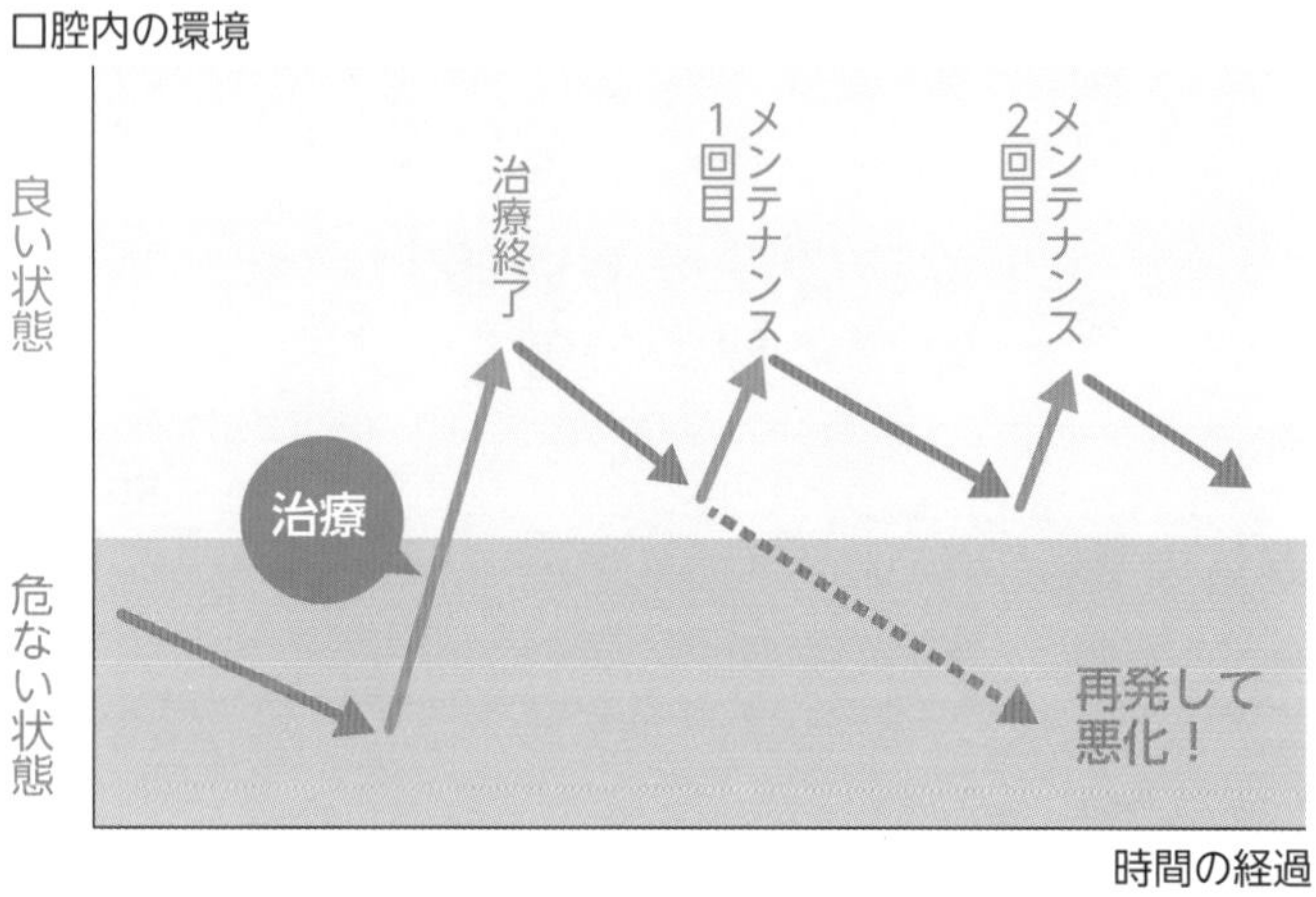

時間の経過による口腔内の環境の変化

出典：一般社団法人 歯の寿命をのばす会

いる骨がどんどん溶けてしまうので、結果として早く歯が抜けてしまいます。

もうわかりましたね！

歯医者さんでメンテナンスを受けて、残っている歯や支えている骨を失わないことが、歯周病の再発から歯を守るための秘訣だったのです！

あなたの歯を長く残すことは可能です。

ぜひ、歯の寿命を延ばすために歯医者さんでメンテナンスを受けてください。

第3章

虫歯になる原因とセラミックの効果

――一度治療した歯を二度と虫歯にしないために

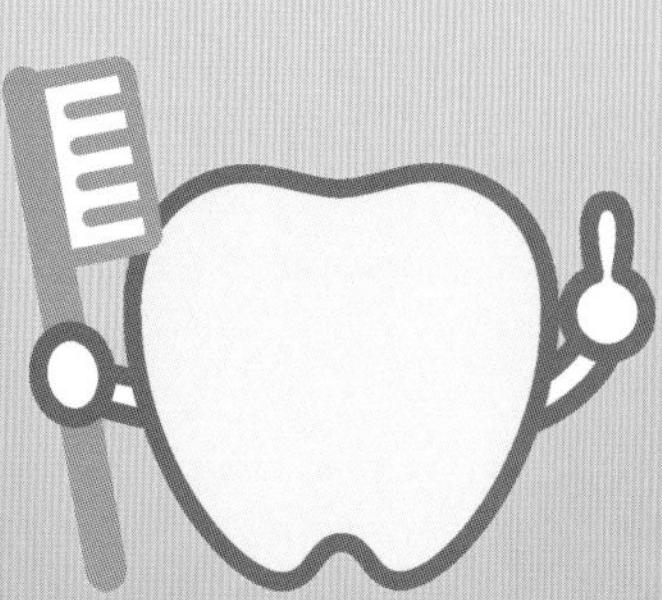

歯が健康だと、人生が幸せになる！

ちょっと突然で大げさな物言いと思うかもしれませんが、あながち間違いではありません。見た目が美しいだけでなく、歯が健康であることで他の病気になりにくく、老後も元気でいられる確率が高くなることが明らかになってきています。

治療をした歯は二度と治療をしないですむように、虫歯にならない素材を選ぶことが大切です。歯によい素材、からだに害のない素材を、かけがえのない自分の歯に投資してもいいでしょう。

あなたの口の中を鏡で見てください。

銀歯の詰め物やかぶせ物がたくさんありませんか？

その銀歯のことをよく知っていますか？

歯科の保険治療で使われている銀歯は、正式には「金銀パラジウム合金」と呼ばれる合金（銀46％・パラジウム20％・銅20％・金12％・その他２％）です。

咬む力には耐えますが、銀歯には性質上の問題があります。

21 銀歯が虫歯の原因になっている

虫歯の治療などに銀を使っている人が多いと思いますが、これは問題です。銀歯が虫歯の原因になるからです。

❶錆びる

水中に入れたクギのように、**口の中の銀歯は水で錆びます**（次ページ写真上）。私は、日常的に「銀歯の縁からサビが起こって虫歯になった」「歯と歯の間からサビが出て虫歯になった」という患者さんを診ています。

銀が50％近く含まれているので、長年使用していると錆びる現象が起こります。歯磨

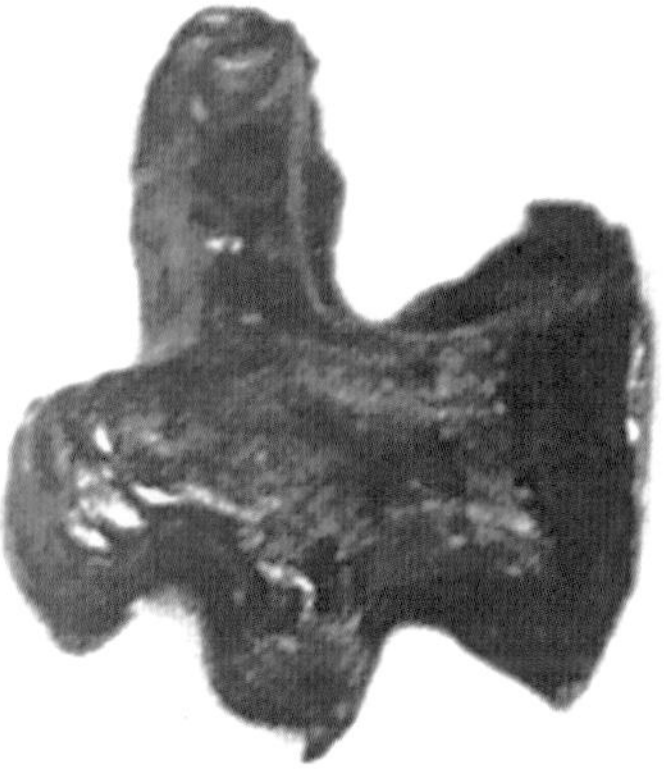

錆びている銀歯！

出典：一般社団法人 歯の寿命をのばす会

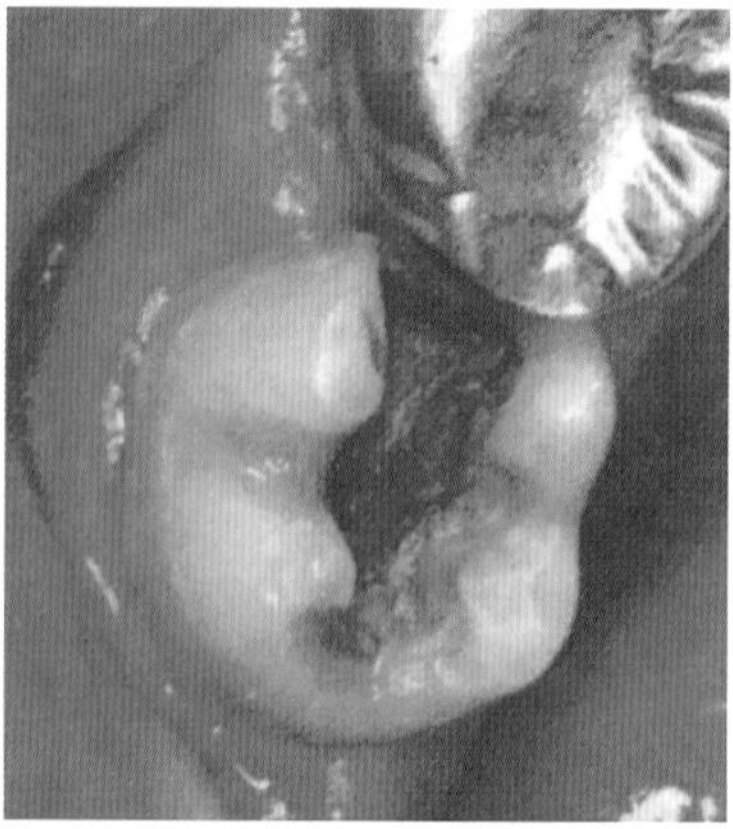

黒いところが虫歯

出典：一般社団法人 歯の寿命をのばす会

きがしにくい歯と歯の間が特に錆びやすく、接着剤が溶けてその隙間に細菌が侵入し、虫歯になるのです（写真下）。

❷変形する

銀歯は硬い材質ですが、噛むことで知らずしらず変形を起こします。人は1日に

1600回咬み、1回の力は50キログラムもあるからです。しかも1000日以上も使うと、徐々にたわんでいき、隙間ができて、そこに細菌が侵入して虫歯ができます。

広島の方言で「たわむ」ことを「ひわる」と言います。「たわむこと」「ひわること」で接着剤が部分的に剥がれて、そこからバイ菌が侵入して虫歯になるのです。

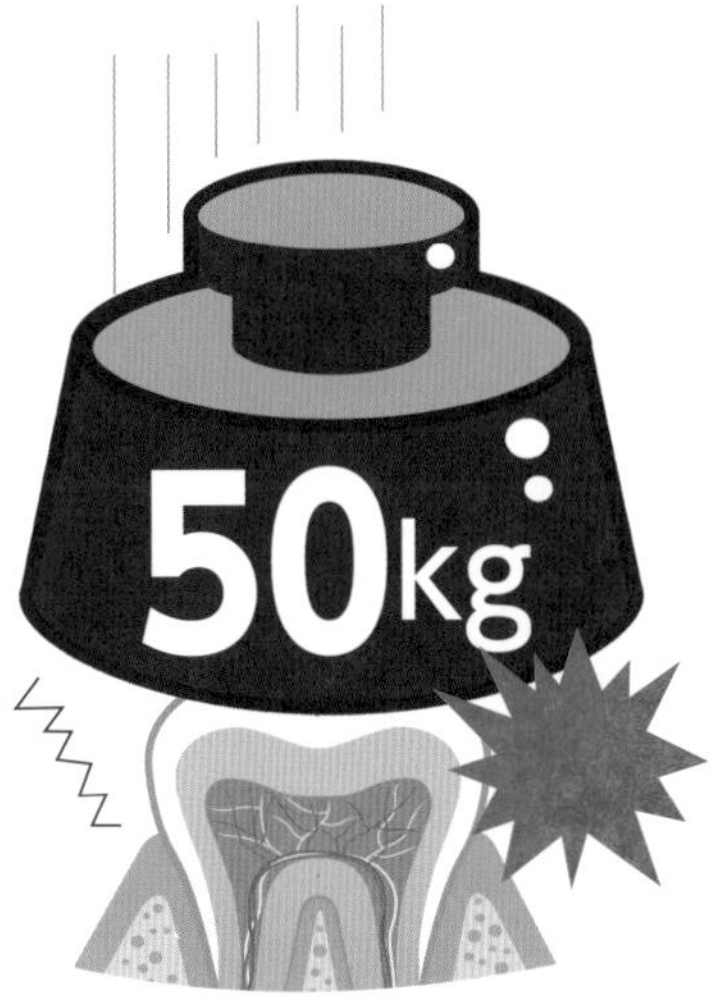

噛む力で変形

出典：一般社団法人 歯の寿命をのばす会

❸携帯電話の電磁波で歯科金属は簡単に溶ける

漢方医学の大家、横内正典医師（東京で開業）は、著書『あきらめない！　慢性的なからだの悩み』（たま出版）の中で次のように述べています。

歯を治すときに使われる合金を歯科用合金と言います。歯科用合金には、次のようなものがあります。いずれも、金属材料が使われています。インレー、アマルガム……悪い部分を取り除いた孔へ詰める。そのような観点に基づいて歯科用合金は選択されていますが、残念ながら携帯電話の電磁波で簡単に溶けてしまうことがわかっています。電磁波によって溶けると寸法が変化し、人体に害を与えることになります。その結果、免疫力が落ちます。

銀歯は、錆びる・たわむ・電磁波で溶ける、そのほか帯電性があり、歯垢（プラーク）を付着させます。怖いですね！

3

22 虫歯になりにくい素材で治療する

虫歯になりにくい素材の治療って何でしょうか?

銀歯は、銀の材質的な影響で、どうしても虫歯になりやすかったりします。しかし、セラミックでの治療をすると、虫歯になりにくくなります。

私自身、口の中の「歯科用金属ゴールド」をすべて除去し「オールセラミック」にしました。なんと、外してみるとゴールドでも内面が錆びていたのです。私はゴールドが一番と思っていたので、ゴールド信仰がいっぺんに崩れました。

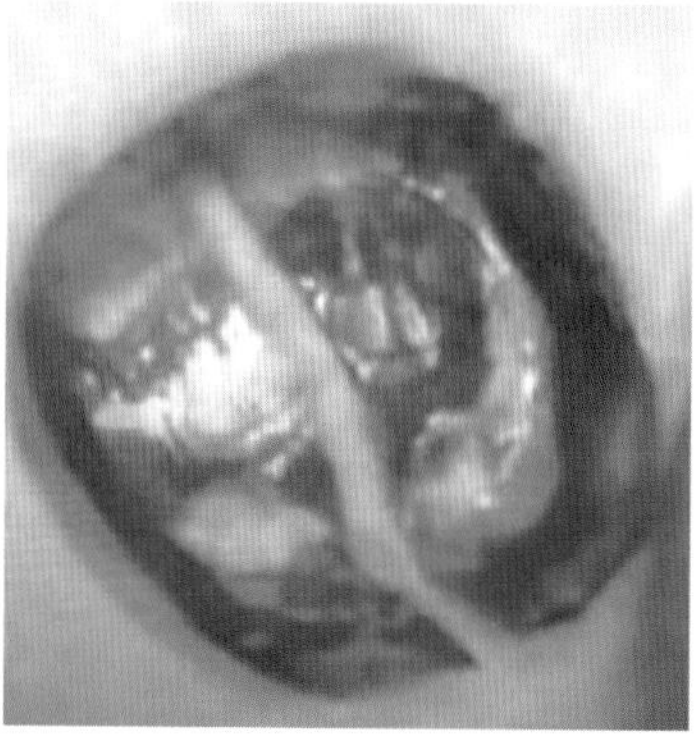

錆びたゴールド冠

23 セラミックのメリット

私が「オールセラミック」にしたのは、次の3つの理由からです。

セラミックは陶磁器のことです。伊万里焼やノリタケなどの食器の素材と思ってください。

歯科で使うセラミック治療は、白い歯の治療というイメージがあって、前歯の治療だけだと思っていませんか？

じつは、**見た目だけでなく、虫歯になりにくい**のです。

できるだけ神経や歯を長く残したい人にはおすすめです。そのメリットを説明していきましょう。

❶虫歯になりにくい

虫歯になりにくい理由は3つあります。

①劣化がほとんど起こらない

銀歯は錆びや劣化が原因で虫歯になりやすいと言いましたが、セラミックは劣化がほとんど起こりません。セラミックでできたお皿や壺なら1000年前の物でも、キレイな状態を保っているほどです。

②変形しにくい

セラミックは、銀歯と異なり変形しにくい材質です。だから歯と歯の隙間ができにくいことがメリットです。ただ、一点に強い力がかかると欠けることがあるので、咬み合わせを調整したり、対合する歯とのスペース確保が必要で、また歯科医の高度な接着技術が求められます。

③汚れが付きにくい

セラミックは陶器の皿と同じで、表面がとてもツルツルしているので、汚れを寄せ付けにくく、また付いていても汚れを落としやすいのが特長です。汚れが付きにくいので、虫歯予防の効果が高いと言えます。

❷見た目が天然の歯のようにキレイ

セラミックはプラスチックと違って、天然の歯と同じような光沢感や透明感があります。セラミックのお皿は何年使っても変色したり黄ばんだりしません。

❸アレルギーの心配がない

金属アレルギーの心配がなく、からだに優しい材質です。

銀歯に含まれるパラジウムは、ドイツでは歯科治療への使用禁止を勧告されていたり、スウェーデンでは妊婦と小児には完全に使用が禁止されています。

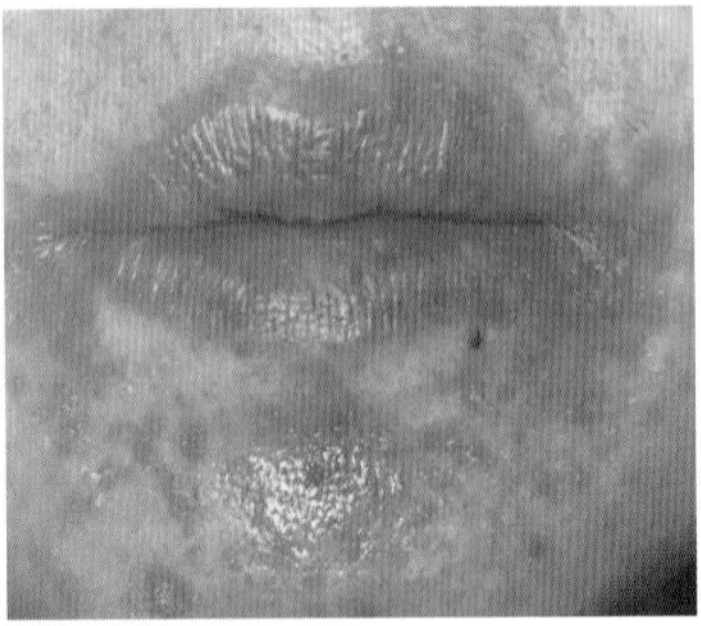
金属アレルギー

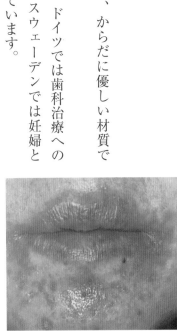

24 セラミック治療の流れ

セラミックは、天然歯に近い審美的な色を持つブロックを使用して、チェアサイドでコンピュータで設計し加工します。最近では、最短1時間での治療も可能になりました。

切削面の汚染防止のため原則、即日にセットします。驚くことに製作工程は、わずか3ステップです。

従来の銀歯の治療では1週間近くかかっていたものが、即日にセットできるのです。もう昔には戻れません！

ハイテク機器のお陰です。

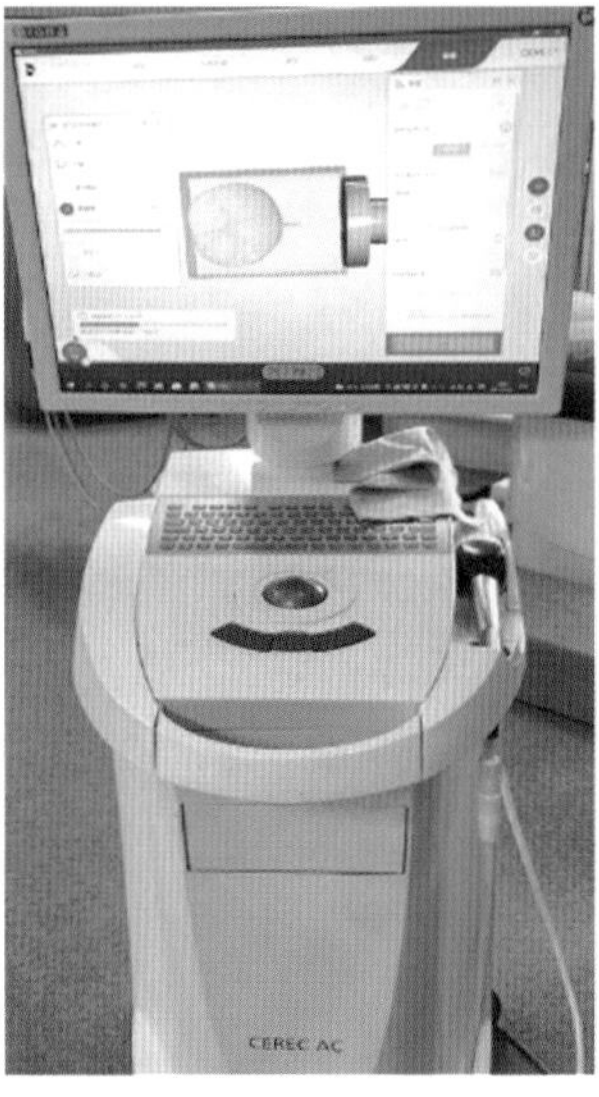

ステップ❶　型取り

３Ｄカメラで口腔内を撮影するだけです。わずかな時間でモニターに再現され、口の中に不快な材料を入れる必要がありません。

ステップ❷　修復物設計

コンピュータの３Ｄ画面上で修復物を設計します。

モニター上であらゆる角度から咬み合う部分や形を微調整し、理想的な形にしていきます。

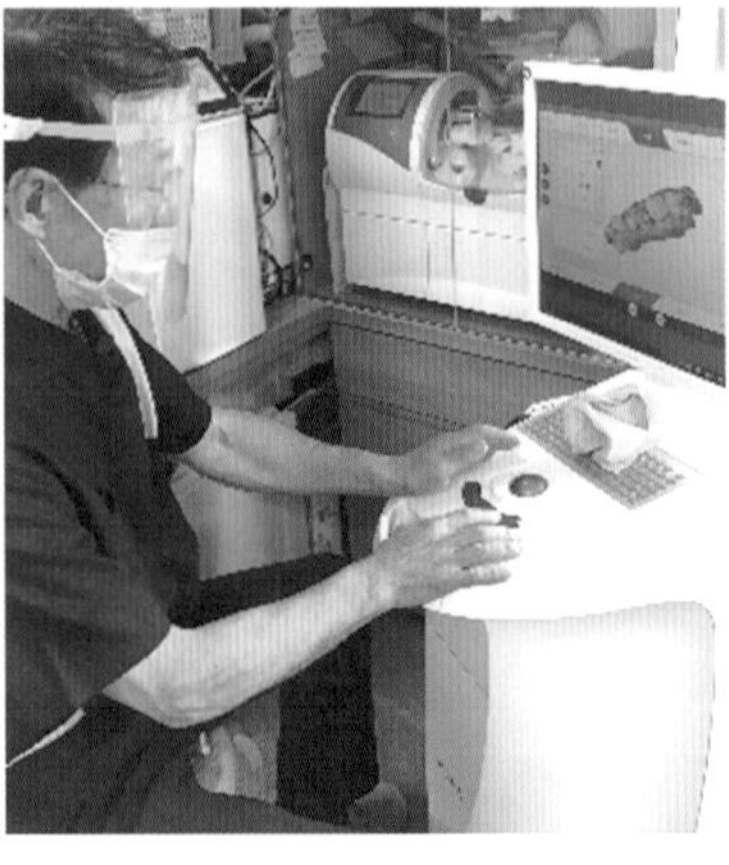

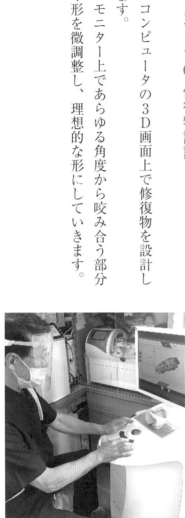

3D 画面上で修復物を設計

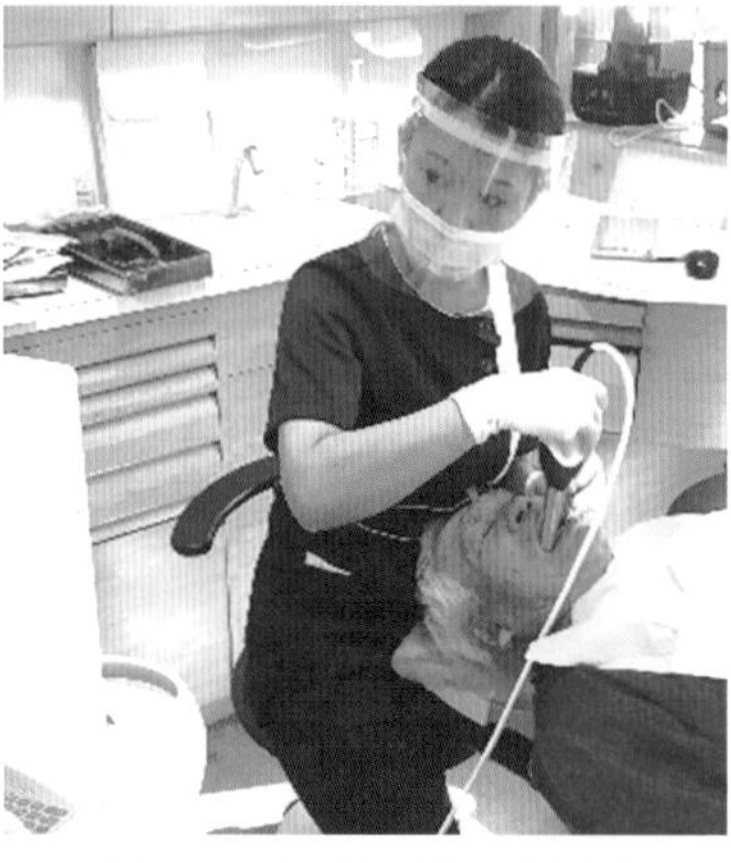

3D カメラで口腔内を撮影

ステップ❸ 修復物製作

設計データをもとに、加工機で修復物を削り出します。出来上がった修復物を口腔内にセットして治療完了です。

なお、こうした加工を院内ですぐ行うには、歯科技工士が院内にいなければなりません。院内に技工士がいない場合、外注しなくてはならなくなり、修復物のセットは次回の来院まで待たなくてはなりません。

即日セットは切削面汚染（バイ菌付着）の心配がありません。何度も通わなくてすむので、忙しい患者さんにとってメリットが大きいのです。

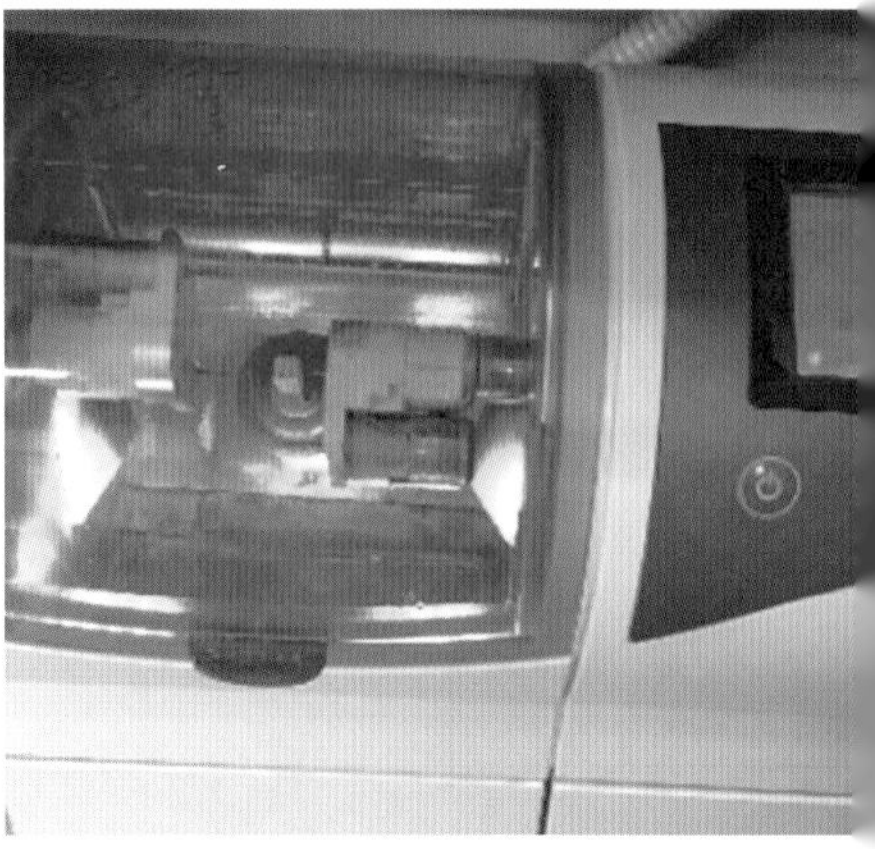

加工機で修復物を削る

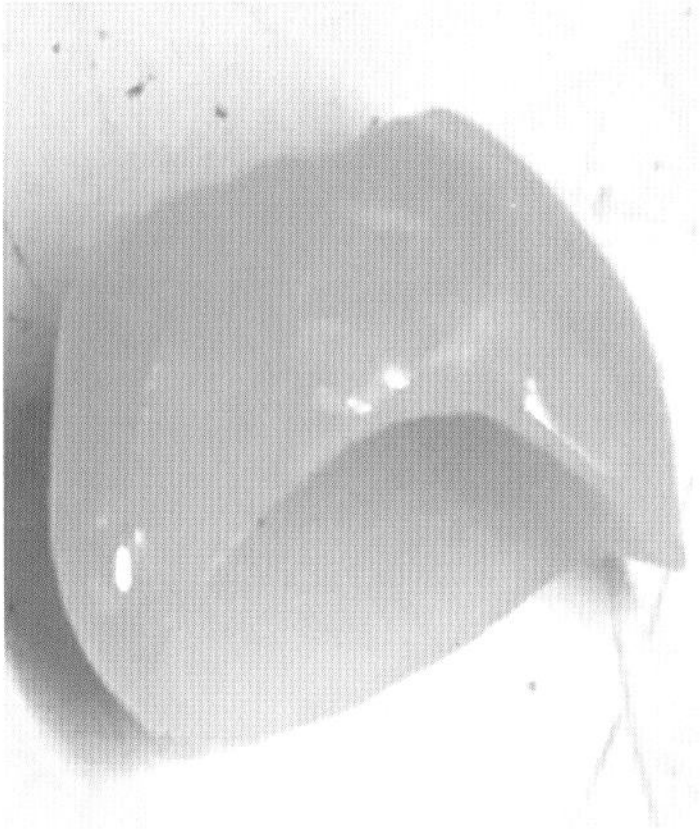

出来上がった修復物

25 セラミックの治療例

私自身の治療例

やっと口腔内のゴールド冠を念願のセラミックに変えました。というのも、それまでゴールド以上の優れた材質に出合わなかったからです。

アレルギー性鼻炎で悩み、類天疱瘡で地獄を味わったので、「歯科用金属が病因の１つではないか？」と疑っていました。

少しでもからだへのマイナス要因を除去しようとすれば、現時点ではセラミックが最高の材質ではないでしょうか。金属アレルギーや電磁波で金属が溶ける心配もなくなりました。

今は完治して、症状はまったく出ていません。からだに不健康な心配の種を取り去って、ひと安心です。

とても快調ですので、「１２０歳まで生きられるかもしれない」と密かに思っています（笑）。

多数歯にわたるセラミック治療例

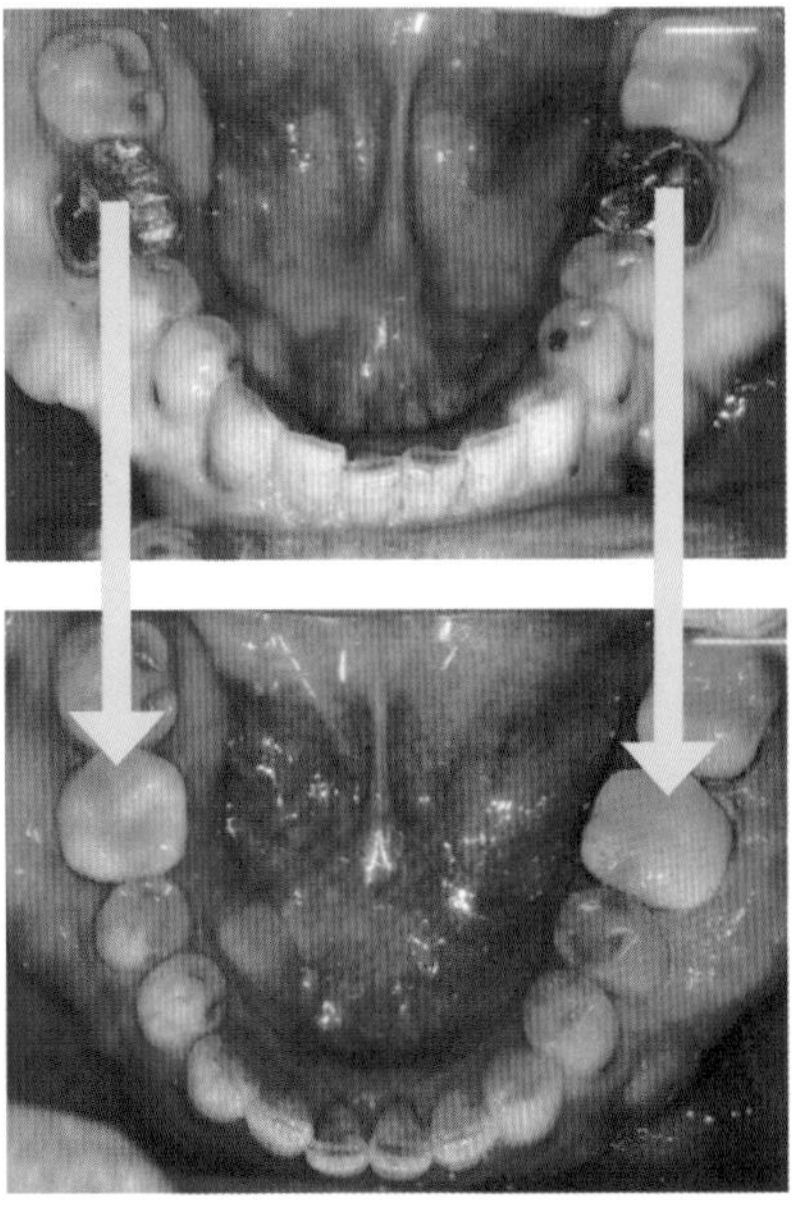

全部の歯のエナメル質が溶けた40代の女性患者さんが来られました。長年にわたって炭酸水を飲んでいたそうです。写真のように歯がすり減って、咬み合わせが低い状態でした（次ページ写真上）。

主訴は「見栄えをよくしてほしい」とのことです。

通常の金属治療ではできないと思った私は、セラミック治療をすすめました。そして、数回の来院で、見事に歯がよみがえったのです（次ページ写真下）。

見た目も美しく、歯の寿命にもよいのがセラミック治療です。

天然の歯には及びませんが、現在の歯科技術で補うセラミック治療は最善の方法でしょう。

「歯が健康だと人生が幸せになる」と確信しました。

詳しくは、中西歯科医院の「健康を維持するためのセラミック治療！」紹介動画を見てください。

下記のQRコードからご覧ください。

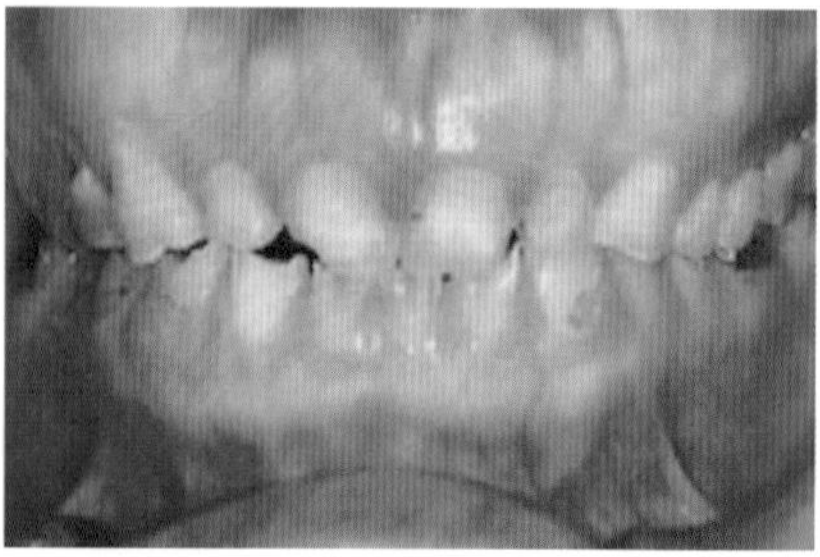

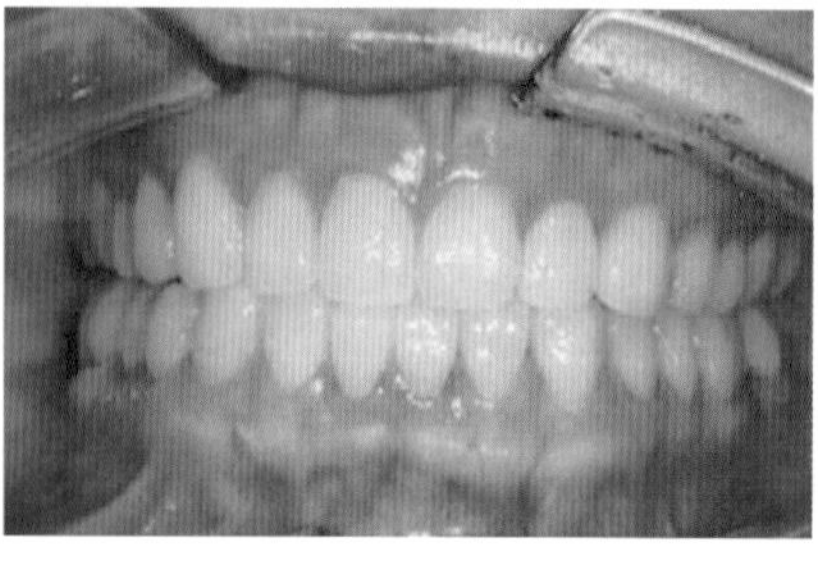

第2部
健康長寿の秘訣Ⅱ　食養生

第4章
7つのセルフ・ヒーリング

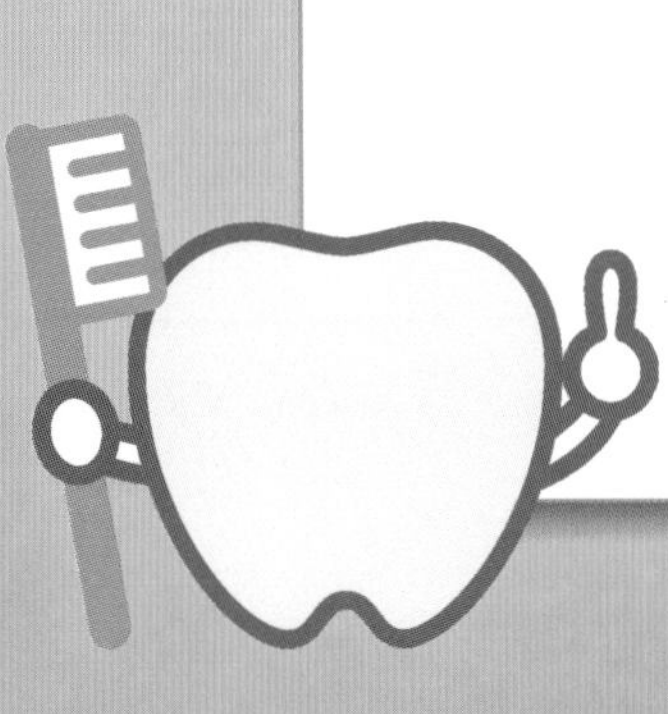

一生病気にならない人はいません。

絶対にケガをしない人もいないでしょう。

人間は生まれてからずっと何らかの健康リスクを抱えながら生きています。

それでも健康を維持していくことができるのは、多かれ少なかれ自然治癒力が備わっているからです。

その自然治癒力とはどういうものでしょうか?

26 自然治癒力を活用する

「人は、自然に近づくほど健康になり、自然から遠ざかるほど病気になる」

これは、古代ギリシャの医聖ヒポクラテスの言葉です。

自然に近づくとは？　化学物質を遠ざけることです。

クスリは、化学物質です！

食品は「未加工・未精製な自然食」にしましょう！

ヒポクラテスは、さらに言います。

「人は生まれながらにして、１００人の名医を持っている」

「１００人の名医」とは、元々からだに備わった自然治癒力を指します。

つまり大自然は、人間にも自然に治る神秘的な力を授けてくれているのです。

4

えーッ　本当？　嘘ではありません。本当なのです。

私はただひたすら、自分の中にある１００人の名医「自然治癒力」を信じて実践して、難病を克服したのですから。

今から、私が悪しき「生活習慣（ライフスタイル）」を変えて健康回復した方法、「７つのセルフ・ヒーリング」をお話しします。

セルフ・ヒーリングとは、「自分で癒《いや》す」という意味です。からだの中には、ヒポクラテスが言うように「１００人の名医」がいるのです。あなたは、そのありがたい真実に気づくことです。そして、その名医たちの手助けをするだけです。

❶少食

「腹八分に医者いらず」「腹六分で老いを忘れ」「腹四分で神に近づく」と言います。

さらに「断食は万病を治す妙法である」。これは古代ヨガの奥義です。

あなたは、日常意識して「少食」「断食」をしていますか？

「とんでもない！　少食ならいざ知らず、断食なんて絶対できないわ」という声が聞こえてきそうです。私も最初はそう思っていました。健康だったら絶対に断食なんかしなかったし、しようとも思わなかったでしょう。

でも、２０１６年11月のある日、突然からだのあちこちに湿疹と水疱が現れたのでした。夜は痒《かゆ》みで眠れない日が続きました。あまりの痒みに耐えきれなくて、皮膚をかきむしりました。水疱が破れてそこから感染し、醜《みにく》い皮膚になってしまいました。痒くて眠れないので、手でかゆいところを両手でパンパーンと叩き、痛さで痒みをごまかしたほどです。

やむなく、２件の皮膚科を受診しました。皮膚科では「老人性皮膚掻痒症《ろうじんせいひふそうようしょう》ですよ。年をとったら皮膚が乾燥して痒くなるのです」と診断されました。

次に、だんだん重症化してきたので、不安になって大病院の皮膚科を受診しました。診断名は、難病と言われる自己免疫疾患

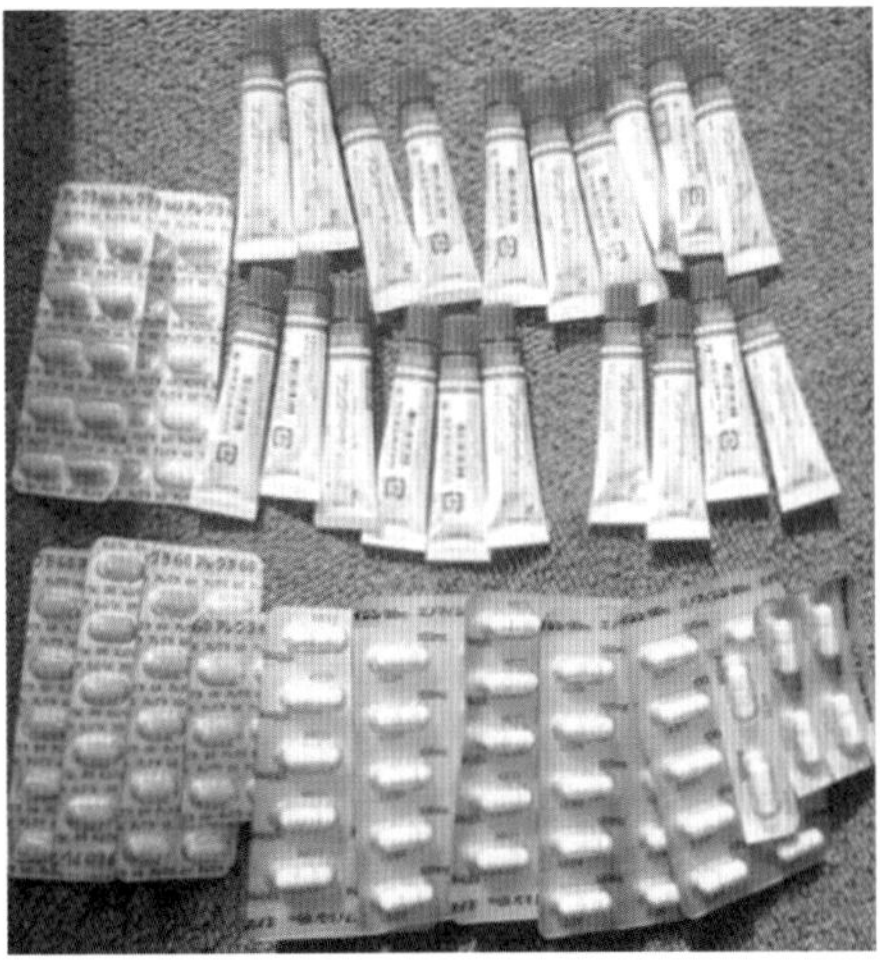

皮膚科で処方されたクスリ

「類天疱瘡《るいてんぽうそう》」でした。

処方されたクスリは、ミノマイシン（抗生剤）とステロイド外用剤です。最初の３か月は飲みましたが、かえって悪化していきました。一向に改善しないため、私は副作用をおそれて、以後まったく服用しませんでした。そこで、２０１８年６月に東京八丁堀で開業している鶴見クリニック（鶴見隆史医師）を受診しました。

鶴見医師の治療の基本は、アロパシーという「薬物療法」でなく、ナチュロパシーという「自然療法」です。

今までの間違った食生活を改善しましょう！

断食療法をしましょう！

食べないでからだに溜まった毒素を出しましょう！

とアドバイスをいただきました。

えーっ？　断食？　私は、覚悟を持って断食を開始しました。**「水だけ断食」「梅干断食」「大根やキュウリすり断食」**を実践しました。

それから2週間後、あまりよくならないので鶴見先生にメールを送りました。

「私の類天疱瘡の経過ですが、現在、全身に湿疹が出てきました。顔やからだがチリチリしています。痒いので夜中に掻《か》いているようです。左の耳が感染したのか1・5倍くらいに大きくなっています。

また、毎朝出ていた排便が出にくくなっています。クスリは害があるので服用しておりません。今が好転反応でしょうか？」

鶴見医師から、返信メールが届きました。

「好転反応です。水だけ断食、梅干断食が短か過ぎたみたいですね。もう少し続けてください。そうすれば治っていくはずです」

覚悟していましたが、断食による「毒出し」で好転反応がこんなに強く出てつらいものだとは、思ってもいませんでした。

鶴見医師のアドバイスを受け入れ、かつ自分の中にある自然治癒力を信じて、断食
⬇ヴィーガン食（肉、魚、乳製品をいっさい食べない）を繰り返しました。

なんと今度は急速に改善し、半年で見事に完治したのです。

私は好きな食べ物を腹一杯食べていたので、からだに溜まった毒出しに半年近くかかりました。

ようやく完治して、ひと山越えたと思っていた頃……結婚披露宴で美味しい肉を食べ

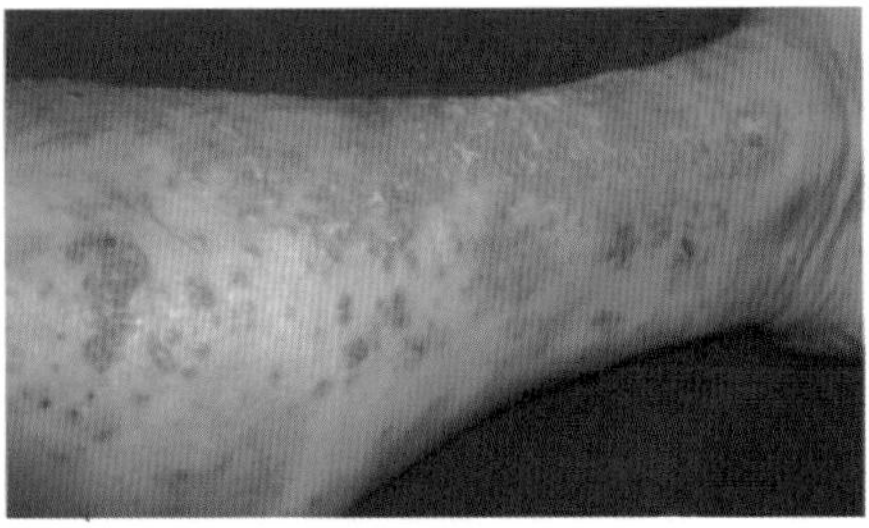

類天疱瘡の治療開始

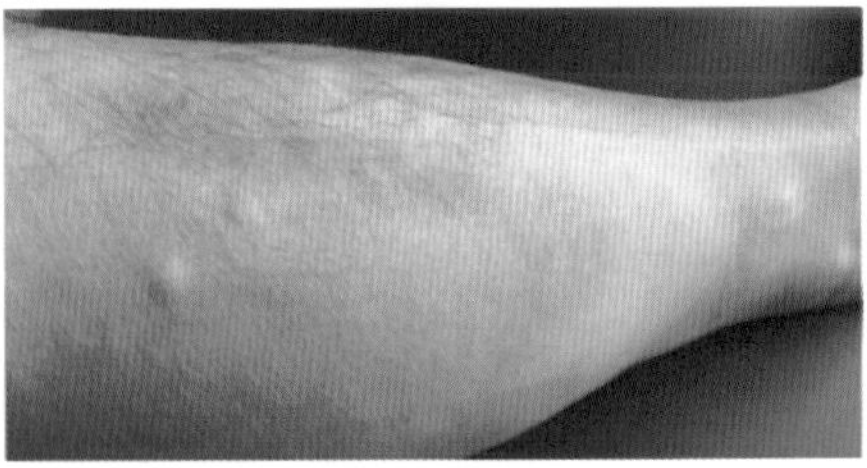

6か月後（完治）

ました。ケーキもいっぱい食べました。

　すると再発したのです！

　鶴見医師が言うように、「肉は毒、砂糖は毒」と私は思い知ったのです。以来、ズーッと肉もお祝いの誕生ケーキも食べていないし、不思議に食べようとも思わなくなりました。そして、類天疱瘡は再発せず、体調はすこぶるよくなりました。

❷デトックス（解毒）

私の実体験からすると、病気は「生活の赤信号」です。いろんな症状は、からだが教えてくれる「何らかのメッセージ」なのです。

また、症状は「治癒反応」です。からだを治そうとしているサインです。「あなたの生活習慣は間違っていますよ。早く気づきなさい！」と教えているのです。

病気の原因を解決すれば、病気は治ります。私がたどり着いた答えは、「病気の原因は体毒にあり」。**体毒とは、「食の毒」と「心の毒」**です。

①食の毒

食の毒とは、つまるところ「からだに悪いものの食べ過ぎ」だということです。からだの代謝能力を超えて食べると、老廃物としてからだに蓄えるしかありません。これは「汚れ」として、内臓から全身の細胞にわたって溜まっていきます。内臓のまわりに溜まった脂肪細胞は「脂肪毒性」となります。

これが「体毒」の正体です。体毒で汚れた細胞は弱ります。そこにウイルスや細菌などがここぞとばかり増殖するのです。

この増殖を鎮圧するために免疫細胞の軍隊が駆けつけて、火炎放射器に匹敵するヒドロキシラジカルなどの「活性酸素（元気のよすぎる酸素）」の炎で鎮圧するのです。

このときに、発熱、痛み、腫れが生じます。

4

②心の毒

心の毒とは、ズバリ「悩み過ぎ」です。恐怖、不安、苦悩を感じると、副腎から「アドレナリン」というホルモンが分泌されます。別名「怒りのホルモン」と呼ばれます。これは毒蛇《どくじゃ》の毒の3～4倍と言われる猛毒物質です。

動物が敵に出会うと瞬時に分泌されます。攻撃か？　逃避か？　いずれにしても筋肉の瞬発力が必要です。そのため、脈拍、血圧、血糖値は急上昇します。これは生存のために必要なシステムです。

野生動物だと逃げたり攻撃したりしますが、人間はそうはいきません。嫌いな上司や嫌いな同僚などは、攻撃も逃避もできない。怒りのホルモンは出っぱなし。それがストレスとなり苦悩となり、心身をさいなむのです。からだにいいわけがありません。

❸ファスティング（断食）

食の毒、心の毒は、体内に溜まります。「体毒」として万病の元になります。その体毒を速やかに分解して、体外に出す方法、それがファスティング（少食・断食）です。

ファスティングがなぜ病気を治すのでしょうか？　病気は、体毒が体内に溜まった状態です。だから、まず「食」のインプットをストップします。すると、からだはアウトプットに専念できます。からだからどんどん「体毒」が排せつされ、抜けていきます。

これが、ファスティングの自己浄化機能（セルフ・クリーニング）です。セルフ・クリーニングにより、からだは大自然が与えてくれた最も理想的な状態に戻ります。病気はウソのように消え失せます。もはや病気になりようがありません。

これが、少食や断食で病気が治るメカニズムです。このメカニズムを実践したからこそ、難病であった重症アトピーとも言える類天疱瘡が完治したのです。

①ファスティングのコツ

断食のコツは「空腹を楽しむ」ことです。合言葉は「空腹感は幸福感」です。

「断食は、メスのいらない手術」と聞いたことがあります。なぜでしょうか？　宿便を取り除き、細胞便秘を改善すれば、自然治癒力や排毒力が増大して健康になるからです。

②オートファジー

オートファジー（自食）をご存じでしょうか。

２０１６年大隅良典氏が発見してノーベル生理学賞・医学賞を受賞しました。これは、16時間水だけの断食をすると、壊れたからだのタンパク質や細胞が修復されて蘇るという組織の修復機構です。空腹になるとからだが危機的状況を感知して、細胞の生まれ変わりのスイッチがオンになるということです。

③ゆるファスティング

私は、毎月「味覚の学校ひろしま　和《わ》の詩《うた》」の井上明美先生指導のもとに「ゆるファスティング」を実践しています。１日絶食して、翌日から回復食を５日間１日１食、よく噛んで食べるのです。

それまでは１日３食、食べ過ぎて病気になったからです。現代の生活は、美味しいものや便利さにあふれ、それが当たり前になっています。添加物だらけの加工食品を食べ、あまり歩かなくてもよい楽な生活。そんな便利な生活で日常生活を送っているうちに、不健康なからだになっているのです。

④自己免疫力を高める

日常生活で蓄積された毒素や老廃物をしっかり排出してからだをリセット（大掃除）すれば、自己免疫力が高まります。

1日1食によるデトックスのメリットは、たくさんあります。

- 持病が消える
- からだが引き締まる
- 疲れにくくなる
- 頭がさえてくる
- 感性が豊かになる
- 仕事がはかどる
- 食費が3分の1になる

⑤生活習慣病が大きく改善する

ファスティングをすると、生活習慣病に関係するあらゆる数値が改善していきます。高血圧、高コレステロール、高血糖、その他多くの数値が正常化していきます。したがって、これら生活習慣病に関係するクスリを飲まなくてもいいのです。

❹菜食

ヒトはもともと菜食動物です。次の3点がそれを証明しています。

①歯並び

臼歯・前歯・犬歯の比率は、5対2対1です。

つまり、「穀物」「野菜・果物」「動物食」は、この割合で食べるのが理想的なのです。

現代人の犬歯はすでに退化しており、動物食には適さないという指摘もあります。

②唾液pH（ピーエッチ）

肉食獣は肉を消化するため、酸性です。人間は穀物を消化するため、アルカリ性です。唾液には、お米の中の澱粉を分解する酵素（アミラーゼ、マルターゼ）がたっぷりと含まれています。臼歯でよく噛めば噛むほどブドウ糖に変換されやすくなり、穀物を事前消化し、胃腸に負担がなくなり快腸《かいちょう》になって、からだが「快調《かいちょう》」になるのです。

③消化器（腸）の長さ

肉食獣に比べヒトの腸は約4倍も長い。肉食獣は肉類の栄養分を吸収したら速やかに排泄しているのです。ヒトの腸が長いのは、穀物などをゆっくり消化吸収するためなのです。この長～い消化器系に肉類などの動物食が入ると、停滞し、腸内で悪玉菌が繁殖して腐敗を起こし、毒素を出して、がんなどのさまざまな病気に見舞われるのです。「腐る」という字がすべてを語っています。「腐る」という漢字は、「府」（消化器）に「肉」が入った状態を表します。まさに、悪玉菌が腸内で肉をエサに腐敗発酵している様を表しています。

２０１５年に**ＷＨＯ（世界保健機構）は、加工肉には５段階評価で最悪レベルの発がん性があると公表して、**世界中に衝撃を与えました。

それは、最強発がん物質（アスベストなど）と同等だと言います。

あなたは、そのことを知っていますか？

私はがんになりたくないので、もう何年もベーコン、ソーセージ、サラミなどの加工肉、ホットドッグは、食べていません。

それでは、どんな食事がいいのでしょうか？

④マクガバン報告

「マクガバン報告」をご存知ですか？　１９７７年、５０００ページを超える「栄養と健康」報告書を米上院が公表しました。

●がんや心臓病などの増加は、食生活の誤りによる

●病気の多くは食源病である

といったことを発表したのです。

具体的には、肉の食べ過ぎ、卵、乳製品、砂糖、菓子の摂り過ぎ。加工食品が多いことです。ビタミンやミネラルの不足。フルーツ、野菜、食物繊維が足りない。

⑤誤った食事

誤った食事とは、5高食のことです。「高カロリー」「高タンパク」「高脂肪」「高精白」「高砂糖」――いかにも美味しそうな感じがしますね。

マクガバン報告は、5低食をすすめています。5低食とは、5高食の反対です。「低カロリー」「低タンパク」「低脂肪」「低精白」「低砂糖」です。

⑥理想は日本の伝統食

2013年に「和食」は、ユネスコ無形文化遺産になりました。

「人類は最も理想的食事に到達している。それは、日本の伝統食（和食）である」。

日本には素晴らしい和食文化があるのです。

身土不二《しんどふじ》を知っていますか？　自分の住んでいる地域でとれた季節の素材をふんだんに使って、砂糖も油もあまり使わない食事をすれば、病気とは無縁になれるのです。

●血の巡りがよくなる
●新陳代謝がよくなる
●自然治癒力が活性化する
●老廃物の対外排出が活性化する

など、よいことずくめなのです。

「近代栄養学の父」と言われるドイツの栄養学者カール・フォン・フォイトの間違いをご存知でしょうか？

彼は1863年からミュンヘン大学生理学教授を務めました。「肉食礼賛」「動物タンパク質を食べるほど健康によい」として、1日の必要タンパク質の量は48・5グラムでいいのに、倍以上の118グラムとしたのです。

「栄養（特にタンパク質）を摂るほど健康によい」とするこの考え方は、現代でも何の疑問もなく当たり前になっています。この「食べ間違い」に気づいてほしいものです。

「食」という字は、「人を良くする」と書きます。人が良いものを食べれば、健康になるのです。私が毎日食べているおすすめの「からだによい食べ物」をお伝えしましょう。

【ま】……豆（大豆・あずき・豆類）
【ご】……ゴマ（ゴマ・ナッツ・クルミ・アーモンド）
【わ】……わかめ（わかめ・昆布・海苔など海藻類）
【や】……野菜（葉野菜・根野菜）
【さ】……魚（青い小魚）
【し】……椎茸（椎茸・しめじなどキノコ類）
【い】……いも（里芋・じゃがいも・さつまいもなど芋類）
【こ】……米（玄米・五穀米など雑穀）

「まごわやさしいこ」の呪文《じゅもん》を食生活の基本としましょう。冷蔵庫にこの呪文を貼っておくと「今日の食材は、何にしようかな？」と迷ったとき、きっとあなたの「食選力《しょくせんりょく》」となることでしょう。

私は毎月、先ほどファスティングで紹介した「味覚の学校ひろしま　和の詩」に通って、90分間、和食の素晴らしさを勉強しています。ここはお料理を食べて味覚を確認しながら学ぶ料理教室です。

和食はエネルギーや栄養素のバランスがよく、世界に類のない優れものです。主食**（雑穀玄米）と具沢山の一汁で八割の栄養素が摂れる**のです。一汁三菜と言いますが、一菜でも充分です。子ども、成人、老人……ライフステージに合わせてご飯のおかわりでエネルギー調整できるからです。

出汁に化学調味料「アミノ酸（グルタミン酸ナトリウム等）」は、いっさい使いません。昆布・いりこ・切り干し大根で作った出汁を、天然調味料として使います。旬の具材と混ざって、毎回違ったうま味成分が出て味覚を楽しめます。

太陽エネルギーが作った自然の野菜は、人間にとって「最高のクスリ」です。特に**旬の野菜は一番美味しくて栄養価が高く、ビタミン・ミネラル・食物繊維・ファイトケミカル・酵素の宝庫**なのです。旬の野菜をあなたのクスリとしましょう。

食事は心から感謝していただくことです。私は毎日、昼食の弁当を「台所が薬局だ！」と思って作っています。食事には「作る」「食べる」「味わう」「歯で咀嚼する」楽しみがあります。

4

楽しんでいただくとからだが喜びます。まさに「いただきます」「ごちそうさまでした」が自然と発せられるのです。雨土の恵みと多くの人々の働きに感謝して、命のもとを謹《つつし》んでいただくのです。

お腹がすいて、「やっと食べられる〜」この感覚が大事です。

❺長息

長《なが》〜い息《いき》は、長生《ながい》きに通じます。

「丹田呼吸」でロングブレス（長い息）をしましょう。

私は幼少のころから剣道をやっています。剣道には「手で打つな、足で打て。足で打つな、**腰で打て。腰で打つな、腹で打て**」という言霊《ことだま》があります。丹田を鍛えなさいという教えです。

さて、丹田とはどこでしょうか？

「丹田」とは、肛門とヘソを結ぶ線の中間にあります。「丹田呼吸」の秘訣は、まず「丹田」に意識を集中してお尻（肛門）をグッとしめて、息を深く、長〜く、吐くことです。

そのコツは、いっぱい吐いて、いっぱい吸うことです。1日に5分でも10分でもいいでしょう。素晴らしい効果があります。どんな効果があるのでしょうか？

呼吸とは、「息を吸い込むこと」と「息を吐くこと」です。その呼吸はこの世に生まれてから、一度も休むことなく続けています。呼吸法を変えることで、あなたの人生が変わるかも知れません。

呼吸動作は、自律神経と密接に関連しています。**「息を吸いこむこと」は交感神経が優位になり、「息を吐くこと」は副交感神経が優位**になります。

東洋医学では「呼虚吸実《こきょきゅうじつ》」と言います。息を吐いたときはリラックスしていますので、お医者さんで注射をすることがあれば、息を吐きながらしましょう。

「息」という漢字は「自らの心」と書きます。さまざまな臓器は、すべて自律神経で無意識的に動かされています。しかし肺は、呼吸により唯一、意識的にコントロールできる臓器なのです。息の調整は、心の調整なのです。

「息を吐き出すこと」を重視して呼吸の質を高めれば、心身の過度なストレスをうまく逃がし、不安や心配といったマイナスの感情を緩和するのです。あなたにとってロングブレスは、「人生を変える呼吸」となるでしょう。

お釈迦様の話

「人の命はいくばくの間にありや」と弟子に問うた。
「数日の間」と弟子は答えた。
「汝、未だ道を知らず」。
別の弟子に問うと、
「飯食の間」と答えた。
釈迦は、再び「汝、未だ道を知らず」と。
また別の弟子に聞くと、「一呼吸の間にあり」と答えた。
釈迦は、「汝、道を知れり」と膝を叩かれた。

呼吸ができることは、本当に有り難いことです。酸素があっても、呼吸ができないと生きていけないのですから、呼吸ができることに「感謝」しましょう。

❻筋トレ

①還暦過ぎたら本気で筋トレ、「貯金」より「貯筋」

人間のからだは、歳を重ねるごとに筋肉が落ちていき、60歳になると40%もの筋肉が落ちてしまいます。でも安心してください。**筋肉は何歳になっても増やせる組織です。**「筋肉は老化しない」「退化するのみである」と言います。「Use or Lose（使わなければ衰える）」のです。何歳になっても、筋肉は鍛えることができます。

毎日、玄米、納豆、味噌汁の食事で、15回もボディビル日本一を達成した広島トレーニングセンターの金澤利翼会長（85歳）」のもとで、私は「コツコツ貯筋」を合言葉にして、元気で健やかな老後を楽しんでいます。

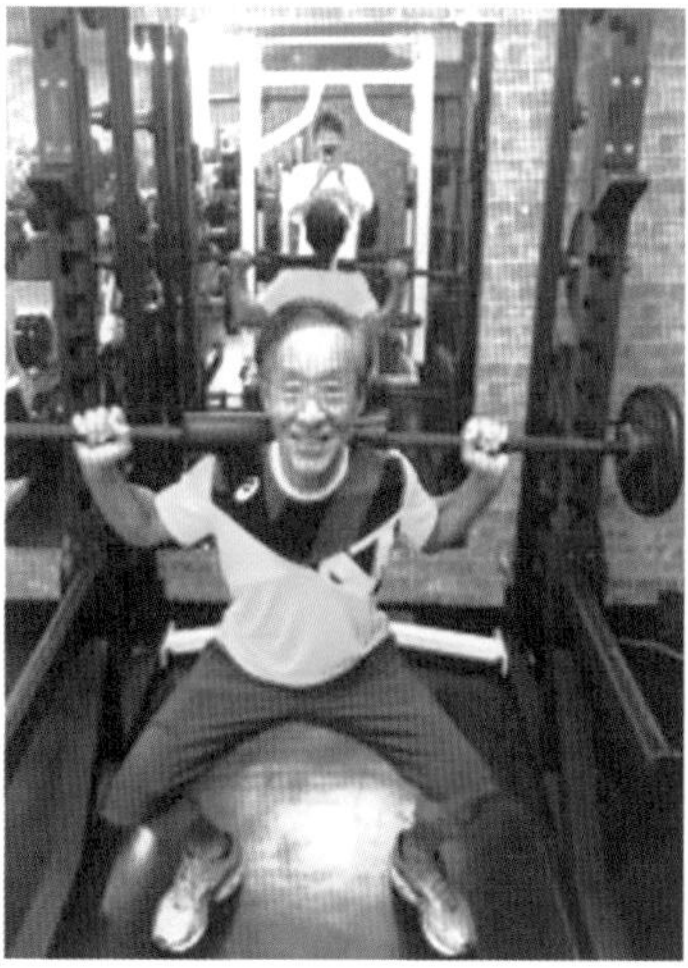
筋トレ中の筆者

②運動不足は、緩慢な自殺

運動グセのない人は、40代・50代で「寝たきり予備軍」です。

私は将来「寝たきり」にならないために、毎朝、ビルの最上階（12階）の歯科医院まで階段（２５０段）を歩いて上がっています。その他、自宅で腕立て伏せ・スクワット・つま先立ちかかと落とし・ブルーワーカ・エキスパンダー・縄跳び・素振りなどを実践しています。自分で工夫して筋トレの時間を作ることが大切ではないでしょうか。

「継続は力なり」です！

③「あいうべ体操」で舌トレをして口呼吸を改善する

みなさんは鼻呼吸をしていますか？

さまざまな病気の引き金となる口呼吸。口呼吸をやめて鼻呼吸の習慣をつけるために、特に重要なパーツが「舌」です。

じつは、舌の位置によって鼻呼吸か口呼吸かが決まっています。舌は上顎にぴったりとくっついているのが正しい。上の前歯や下の前歯の内側の歯ぐきについている人は、舌が弱って口呼吸になっています。

朝目覚めたときに口腔内が乾いていれば、口呼吸をしているはずです。

お酒を飲んだ翌日の朝は、口の中がカラカラに乾いています。

私はお酒を飲んだら、口呼吸を鼻呼吸に変えるために、口にテープを貼って寝ています。口テープは、口を閉じた状態で、鼻の下から下唇にかけて絆創膏を軽く貼るだけです。朝起きたときに口の乾燥もなく、とてもさわやかに目覚めます。ぜひ試してください。


舌と口のまわりの筋肉を同時に鍛えて鼻呼吸にする方法はあるのでしょうか？

心配いりません。あります。

「あいうべ体操」です。

口呼吸をやめて、健康に欠かせない唾液の分泌を増やすための「舌のトレーニング」です。具体的には、次のようにします。

「あー」と口を縦に大きく開く。

「いー」と口を横に大きく広げる。

「うー」と唇をとがらせて口を前に突き出す。

「べー」と舌を思い切り突き出して下に伸ばす。

4

コツは、大げさなくらい大きく口を動かすことです。1回につき5秒ほどかけてゆっくり行います。これを1回として、1日30回を目安に行います。また、10回を朝昼晩の3回行うなど、分けて行ってもいいでしょう。

「あいうべ」は、いつどこでやってもかまいませんが、特におすすめは入浴時です。温かい浴室なら、「あいうべ」で口を大きく開けても、冷えたり乾燥したりする心配がありません。

「あいうべ」のうち、「あ」「い」「う」という口の動きは、口輪筋《こうりんきん》や表情筋を鍛えるのに役立ちます。特に、唇をとがらせて前に突き出す「う」の動きは、口を閉じる力をつけるのに有効です。

そして、「べー」と舌を出すことで舌筋《ぜっきん》が鍛えられます。舌を正しい位置に引き上げるためには、舌筋を鍛えることが最も重要なのです。

「あいうべ」と口を大きく開けるだけの簡単な体操によって、舌が本来の正しい位置をキープできるようになると、自然と口を閉じた鼻呼吸が身についてきます。それが次のようなすごい効果を与えてくれるのです。

【効果1】体温が上がる

運動をするとからだがポカポカと温まります。筋肉は動かすと熱を発するからです。あいうべ体操も口のまわりや舌の筋肉を鍛える立派なトレーニングですから、口の周囲だけでなく、首や目などの温度が高まります。

これによって血流を促進させ、首や肩のコリ、目の疲れなどが解消するといった、口呼吸をやめる以外のうれしい効果も期待できるのです。

【効果2】免疫力が上がる

口呼吸は、唾液を減らして脳への酸素や血液の供給も悪くするため、からだが高ストレス状態になり、免疫力が低下してしまいます。

あいうべ体操によって鼻呼吸が実践できるようになると、免疫力を司る白血球の数が増え、リンパ球と顆粒球のバランスがよくなります。その結果、風邪をひきにくくなって、免疫力に関する不調や病気などが改善するのです。

顔にはたくさんの筋肉があります。表情筋を鍛えることで健康になるとしたら、やらない手はないでしょう。

❼笑い

古来から「笑門来福《しょうもんらいふく》――笑う門には福来る」と言います。

笑いは幸福を運んでくるだけではありません。「万病を治す妙法」でもあったのです。

断食と同様に、笑いも「体毒」を消し去ってくれます。なぜでしょうか？

笑うと、自律神経は交感神経から副交感神経が優位な状態になります。副交感神経は、「長息」と同じく「リラックスした状態」に心身を導きます。すると不思議に、脈拍・呼吸・血圧・血糖値は落ち着いてくるのです。これらは自然治癒力の活性を高めます。

つまり、**笑うことは「自然治癒力を高める最短の道」**なのです。

笑うと次のような効用があります。

- 免疫が活性化して病原菌に強くなる
- ストレスが軽減される
- 血流が増えて脳が活性化される
- アレルギーの反応が軽減される

●血糖値の上昇が抑えられる

このように笑いは、「最上の医療」なのです。

そして最も理想の「呼吸」です。「はっはっはっはっは!!」大いに笑いましょう。

笑いは神様からのプレゼントです。笑い上手は生き方上手でもあります。笑いは感謝の源で、笑顔は感謝の現れ、心身の真の健康に通じます。

表情筋を活性化し、キープスマイルを心がけて、**「明朗《めいろう》」「愛和《あいわ》」「喜働《きどう》＝喜んで働く」の３つをキーワードにしましょう。**

この３つのキーワードを今一歩推し進めてみると、笑いは「純情（素直さ）」の１つと言えそうです。ふんわりとやわらかで、何のこだわりも不足もなく、澄みきった素直な心を持ち続けて明るく生きましょう。

「７つのセルフ・ヒーリング」は、いつでも、どこでも、だれでも、できることです。おカネは１円もかかりません。

素晴らしいのは、クスリと違って「副作用」がまったくないことです。しかも、これら７つのメソッドは、始めたときからすぐに効果が現れてきます。

大切なことは、焦らず、あわてず、ゆっくりです。そして、ポイントは、これらをクセにすることです。継続は力なりです。

「少食」「デトックス」「ファスティング」「菜食」「長息」「筋トレ」「笑い」

この7つをあなたの生活習慣にしましょう。

悩みの種だった持病がいつの間にか消え失せている……そんな喜びと驚きが、あなたの心を満たすはずです。

第5章

自然に治癒し、気持ちよく生きる秘訣

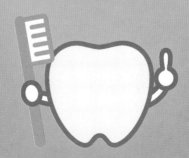

「あなたは、あなたが食べたもの以外からは何一つ作れない」――世界的な栄養学者ロジャー・ウイリアムスのこの言葉は、病気や健康を考えるときに必ず覚えておきたいフレーズです。

健康の三大要素は「食事」「運動」「睡眠」です。

適切な食事、適度な運動、質のよい睡眠がとれれば、病気になることはまずありません。

その要点はどんなことでしょうか？

27 酵素の力

私が2016年11月からの約1年間、難病の皮膚疾患「類天疱瘡」にかかって、断食などで完治したことは、すでにお伝えしました。このときの経験から、**病気治しの基本は「ファスティングや食養生が中心の抗酸化な生き方」**に尽きると確信しました。

「抗酸化な生き方を徹底すれば、転移がんでも完治するケースが多々出ているのです。糖尿病や高血圧などの生活習慣病やリウマチなどの難病も健康的に治っていきます」（鶴見クリニック　鶴見隆史医師）

歯科医師は、生活習慣病などを発症するまさにメタボリック・ドミノが始まる直前、できるだけ上流でせき止める「ゲートキーパー役（門番）」の役目を担っています。そこで、歯の健康だけでなく、食養生のためのアドバイスもお伝えしたいと思います。

からだは食べたもので作られている

あなたは、１回の食事にどのくらい時間をかけていますか？

朝出かけるギリギリまで寝ていて、急いでパンをくわえて家を出ている人。昼食は、仕事の合間にジャンクフードをかき込むだけという人。夕食は、コンビニで買ったカップラーメンと惣菜だけという人……。

最近は「それ、食事？」と首を傾げたくなるような食べ方をしている人も多いようです。しかし、自分のからだを大切にする人は、食事も大事にしているのです。

私たちのからだは、私たちが毎日食べているものから作られています。その一口《ひとくち》が、生命《いのち》を作っている源だとわかったら、粗末な食べ方などできるわけがありません。

１本の木を想像してください。

人の腸は、木の根です。土壌は、腸から吸収する栄養源です。枝や幹は、からだの骨や筋肉です。葉は、酸素や二酸化炭素の交換を行う肺です。樹液は、血液やリンパ液に相当します。

土壌が悪ければ、樹木は育ちませんし、枯れていきます。ほとんどの病気は、腸内腐敗や血液の汚れから始まります。その原因は、食生活の乱れと強いストレスです。

酵素が入っているものを食べる

健康を獲得する近道は、酵素の入っている生野菜や果物を摂取することです。

「酵素」とは、何でしょうか？　酵素とは、あらゆる化学反応のつなぎ役「触媒《しょくばい》」です。でも、触媒ってよくわかりませんよね。簡単に言うと、自分自身は変わらずに、まわりの化学反応を早めてくれる物質です。

例えば、車で言えばバッテリー、木造建築では、腕のよい大工さんに相当します。

酵素にはいろんな種類がありますが、**消化酵素**で代表的なものに、炭水化物を分解する**「アミラーゼ」**、タンパク質を分解する**「プロテアーゼ」**、脂肪を分解する**「リパーゼ」**があります。

消化酵素と代謝酵素

酵素の大きな働きは、「消化」と「代謝」です。

１日に生産できる消化酵素と代謝酵素は、一定量が決まっていると言います。そのため、食べ過ぎで消化酵素を多く使うことになれば、組織の修復・解毒・再生などに使える代謝酵素の量が減ってしまい、からだの不調を招くことになります。

「酵素寿命説」を唱えたエドワード・ハウエル博士は、「酵素は一生で一定量が決まっている。われわれは、銀行から預金を引き出して生きているようなもの」と言っています。

この比喩はオーバーではありません。多くの生活習慣病は、食べ過ぎて病気になっているのです。食べ過ぎは病気の元、腹八分目でも多いのです。

私たちは、限りある酵素をどのようにしたら無駄使いしない生活ができるかに気づくべきなのです。酵素を無駄使いしない人は、間違いなく健康で長生きできます。

食物の酵素は「生《なま》」で食べる

食事の始めには、生野菜や果物を口にしましょう。酵素は生野菜や果物に多く含まれていて、最初に酵素を胃に入れておくことがその後の消化を助ける力となります。それだけで、体内の酵素量がぐんと増加するのです。

酵素は、48度以上に加熱してしまうと死滅するので、「生」であることが大切です。大好きな肉や油ものに箸がのびてしまいがちですが、ちょっと我慢です。食事のときは、まず生野菜や加熱していないものを食べる習慣をつけましょう。

「病気にならないからだ」「老化しにくいからだ」は、酵素をいかに上手に摂取するかにかかっています。

朝は生野菜や果物を食べる

「消化酵素を少なく、代謝酵素が多く」が健康の秘訣です。

5

そのためには、できるだけ生理リズムを守ることが大切です。その生理リズムとは、

●４時〜12時は、排泄のための時間
●12時〜20時は、栄養補給と消化のための時間
●20時〜４時は、吸収と代謝のための時間

できるだけ、この生理リズムに近づけることで免疫力も高まるのです。

あなたは、朝食をしっかり食べていますか？　だとしたら、すぐに止めましょう。

朝、しっかりした食事をすると、せっかく睡眠で半断食状態になっていた胃に、いきなりたくさんの仕事をさせることになります。休んでいたのに、突如としてフル稼働させられた胃はグッタリ。加熱した食物が多いと、その消化のために酵素を大量に使うことになります。

これでますます酵素不足になってしまいます。どうしても空腹を我慢できなければ、朝は生野菜や果物だけ。これを朝食の基本にしましょう。

※ただし、朝から活発に動いたりする子どもには、多少の炭水化物は必要です。タンパク質や脂質は少量か、なくてもいいでしょう。

28 食物繊維は「免疫の暴走」を防ぐ

かつて食物繊維は消化されず、エネルギーとしても利用されないため、価値のないものと考えられていました。これが今では180度違う評価になっています。食物繊維が消化吸収や免疫に大きな影響を及ぼすことがわかってきました。

私は、自分自身の難病「類天疱瘡」を完治した経験から、食物繊維は「病気治癒のカギ」だと思っています。

最近の研究では、「自己免疫疾患」と呼ばれる免疫の暴走を抑える役割を持つ、ブレーキ役の「Tレグ（制御性T細胞）」があることがわかってきたからです。

その大事なTレグ細胞は、何から作られるのでしょうか？

腸内細菌の一種「クロストリジウム菌」は、私たちの腸内の「食物繊維」をエサとして食べ、「酪酸《らくさん》」と呼ばれる物質を盛んに放出します。

この物質は、腸に集結する免疫細胞に、「落ち着いて！」というメッセージを伝える役割を担っているのです。

クロストリジウム菌が出した酪酸が腸の壁を通って、その内側にいる免疫細胞に受け取られると、「Tレグ」へと変身するのです。

つまりクロストリジウム菌は、エサである食物繊維を多く食べるほど、盛んに「酪酸」を放出し、それによって腸でたくさんの「Tレグ」を生成するのです。

また、糀菌《こうじきん》が大腸の中で酪酸菌をたくさん作って、Tレグを増加させてくれることもわかってきました。

食物繊維と糀菌は、日本人にとって昔からとてもつながりが深く、「免疫の暴走を防ぐカギ」となっているのです。

ぜひ、日頃から多くの食物繊維と糀菌を摂りましょう。

食物繊維がたっぷりある食品

食物繊維がたっぷりと含まれた食品を知っていますか？

正解は「**海藻**」「**キノコ類**」「**ごぼう**」「**さつまいも**」などです。

これらは大便の素となり、腸を元気にしてくれる大切な食べ物です。そして腸こそが免疫力アップの大きなカギになっているのです。

腸が元気かどうかは、次のことでわかります。
●黄色っぽい、バナナくらいの太さの、水に浮く、臭わない便が毎日出ている
●毎日、排便がある
「私は2日に1回便が出ているから、健康ですよ」なんてことはありません。

腸が元気であるということは、いい便がたっぷり出るということとイコールなのです。

便秘や下痢の人は、免疫力が下がっていると思ったほうがいいでしょう。

米ヒューストンから「便秘の話」

次に紹介する便秘の話は、アメリカヒューストン在住で、日本にナチュラル・ハイジーンの考え方を広めた松田麻美子先生からのものです。完全ヴィーガン食を実践されています。

1日に1度の排便がある人は、「お通じはちゃんとあり、便秘ではない」と大半の人は思っているかと思います。しかし、実のところ、1日3回食べたら、3回排泄があってしかるべきなのです。かくいう私も30代の頃までは、1日1度は排便がありましたから、自分自身便秘だなどと思ったことはなかったのです。

でも「ナチュラル・ハイジーン」の健康理論と出合い、食生活を変えると、1日に最低3回は排泄するようになり、私の健康状態が激変したのです。

「1日1度排便があれば、便秘ではなく健康な証拠」などというのはまったく嘘であることを知ったのです。

1日1度だったときは、決して健康ではありませんでした。さまざまな健康上のトラブルを抱えていました。それが「ナチュラル・ハイジーンの食事プログラム」に従うようになり、食物繊維の摂取量が、1日軽く70グラムを超えるようになってからというもの、それまで抱えていた健康上のトラブルは完全に一掃されました。

排泄は1日に最低3回はあります。

そればかりか、このナチュラル・ハイジーンの食事プログラムに変えてから、34年間病気1つしなくなったのです。周りにどんなに風邪やインフルエンザが流行していても、そしてコロナ禍であっても、私は感染することはありません。

これは、豊富な食物繊維が腸内細菌叢のバランスをヘルシーに保ち、善玉菌を養い、その結果、免疫機能が万全に保たれるようになっているからにほかありません。

「食物繊維を豊富にとって、腸の善玉菌を養い、免疫機能を最大限に高めること」

これこそが便秘や過敏性腸症候群、肥満、さまざまな体調不良、心臓病、糖尿病、各種のがん、そして新型コロナウイルスをはじめ、いろいろな感染症対策の秘訣です。

何と素晴らしい教えではないでしょうか！　私もまったく同じ考えです。「便秘は万病の元」「病気の総合商社」といっても言い過ぎではないのです。食物繊維の豊富な食品を積極的に食べ、よい便を出して健康になりましょう。

寒天健康法

「寒天なんて…」と思う人がいるかもしれませんが、とんでもないことです。寒天くらい魅力のある食材はありません。寒天は健康のエースとなりうる食材なのです。

「細切り寒天」「棒寒天」「粉寒天」は、からだによいどころではなく、これらをしっかり食べると健康になるのです。この寒天を毎日８グラム、何らかの方法で摂ると、信じられないほど健康になります。

例えば、細切り寒天を１日４グラム、粉寒天を１日４グラム摂ると、大量の便が排出されます。この排便の多さにものすごく意味があるのです。

寒天（棒寒天）には、食物繊維が約80％も含まれているのです。すごい含有量です！

玄米が３％、ヒエやアワが２％くらいです。いかに寒天の含有量がすごいかがわかります。しかも、カロリーはゼロです。ちなみに、２番目に食物繊維の含有量が多いのはキクラゲで72％です。

《おすすめの方法》

まず寒天8グラムをご飯に炊きこみましょう。いかに寒天をたくさん入れて炊くかがポイントです。味噌汁にもたっぷり入れたい。

また、粉寒天は4グラム包装を持ち歩き、水やお湯、お茶やコーヒーなどに少しずつ入れて飲みましょう。このほか、サラダに混ぜて海藻サラダとしてもいいでしょう。

「百聞は一見に如かず」です。ぜひお試しください。

知られざる「短鎖脂肪酸《たんさしぼうさん》」の働き

「短鎖脂肪酸」をご存知でしょうか？

人は、腸に短鎖脂肪酸が出現することで健康を維持している動物です。

「短い鎖」と書いて「短鎖脂肪酸」と言われても何のことかわかりませんよね。ちょっと科学的な説明になりますが、おつきあいください。

短鎖脂肪酸とは、脂肪酸のうち炭素数6以下のものを指します。

飽和脂肪酸は、「短鎖」（炭素数2〜6）と「中鎖」（炭素数8〜9）、「長鎖」（10〜12）とありますが、そのうち最も炭素数が短いものであることから、大腸で吸収するとすぐに液状化します。

それゆえ、**全身の粘液の多くはこの短鎖脂肪酸が原料**となります。

これはすごいことなのです。なぜなら、唾も涙も鼻水も痰も胃液もすべて短鎖脂肪酸が原料！ということになるからです。

「入れ歯が落ちる！はずれる！」と言って来院される患者さんは、例外なく原因があります。入れ歯安定剤を使う前に、唾液の原料となる短鎖脂肪酸を増やせばよかったのです。よく噛んで唾がよく出れば、「適合のよい入れ歯が落ちる」なんてことはなくなるのです。

それでは、短鎖脂肪酸は何でできているのでしょうか？

水溶性食物繊維（細胞の内側にある成分）と不溶性食物繊維（細胞壁を作っている成分）です。そして、食物繊維は善玉菌のエサとなって善玉菌の増殖を助けるのです。

乳酸菌やビフィズス菌、酪酸菌などの善玉菌を増やすために、食物繊維と同時に糀菌を使った食材を摂りましょう。この糀菌が触媒の働きをして、善玉菌や日和見菌を増やしてくれるからです。

善玉菌は食物繊維を腸で発酵させて、短鎖脂肪酸（酢酸・酪酸・プロピオン酸）という有機酸を作って大腸の粘膜となり、アルカリ性で活発に働く悪玉菌（ウエルシュ菌・大腸菌）の繁殖を抑制します。

また、粘膜細胞が活発になり、腸の正常な「ぜん動運動」が起こるので、バナナ状のよい便がスムーズに出ます。さらに、95％以上も大腸で吸収して全身の粘液となって、免疫力を上げるのです。

フルーツと生野菜。さらに、海藻類（特に寒天）、キノコ類（特にキクラゲ）、豆類（特に納豆）、生味噌、黒酢、梅干し、漬物、ピクルス、酢の物、ラッキョウ、キムチなどは短鎖脂肪酸の材料になるので毎日食べたいものです。

「腸の健康は、全身の健康」――そのキーワードは「短鎖脂肪酸」です。

5

29 食べ間違いが病気を産生する

食生活の大変化による健康への影響

「飽食の時代」です。いつでもどこでもだれでもが、年中無休のコンビニ食を食べることができます。いつ頃からそうなったのでしょうか？

戦後に、世の中が平和になり、経済が安定して豊かになったとき、真っ先に変貌を遂げたのは、食生活でした。これは、歴史に残るほど革命的な出来事であったのに、不思議なくらいスムーズに家庭に根づいてしまいました。

日本の家庭の食卓には、「タンパク質が足りないよ！」というコマーシャルの影響もあって、タンパク質が絶対必要との認識が生まれたのです。この間違った思い込みは現代でも続いています。

若い頃、「バイキング」という食べ放題の食事に出合った育ち盛りの私は、心躍らされたことを懐かしく思い出します。

肉や卵や魚が必ず食卓につくようになり、牛乳やチーズ・バターが姿を現し、それらが今やかかせない食品となりました。

また、朝食が重要視され、主食にパンが加わり、「30品目のおかず」摂取の指導がなされた結果、おかずがバラエティに富み量も多くなりました。

同時に外食ブームも重なり、多種多様な食事処が出現して、人々の胃袋を簡単に満たすことができるようになりました。

今の日本人は、このようなことは常識だと、当たり前のように受け止めています。しかし、長い食生活の歴史の中では、初めての大きな変化だったのです。

現在、日本の食料自給率は37％台と低く、他国からの輸入に依存しています。

今は「まさかの時代」です。ロシアとウクライナとの戦争や円安で、食料などの輸入品が高騰しています。

今こそ原点回帰！

古来から培ってきたユネスコ無形文化遺産の「和食(主食+一汁三菜)」を再評価して、食料自給率の向上をもっと真剣に考える時期に来ているのではないでしょうか。

戦後になって急激に変わった日本人の食事

戦後も早77年経ちました。変わったことをあげるときりがないほどあります。例えば、肉食、砂糖の消費量、添加物、残留農薬、パン食、油・加工食品・牛乳・チーズ・バターなどの大幅な増加。南方産果物の輸入などなど……。

そして、生野菜やフルーツはからだを冷やすので、煮たり炒めたりしたほうがよいという調理指導、生ものは減らしたほうがよいという栄養指導もありました。

こうした食生活の変化は、日本の国際化や経済発展による生活の豊かさも要因としてあげられます。このほか添加物や真空パック、冷蔵庫の普及により食品保存が可能となり、カロリー重視の栄養学や大手企業、マスメディアによる情報の拡散によって、日本人の食生活が大きく変わったのです。

飽食による血液のルロー化（赤血球連銭形成）

旨《うま》いものをたくさん「食べた〜い」と思うのは、いわば本能です。この「食欲」という本能をいかに克服するか。

神は、われわれに大変な試練を与えたと思わざるを得ません。

私は日ごろの食べ過ぎを戒めるために、ひと月に5日間、「ゆる断食」をしています。ゆる断食とは、ゆるやかな断食という意味で、まったく食べないわけではありません。

少食少飲《しょうしょくしょういん》、２００回咀嚼して唾液をしっかり出して、「食の業《ぎょう》」をするのです。

「感謝して食べる」「楽しく食べる」「ゆっくり噛んで食べる」を主眼にします。

発芽玄米ご飯は、一口親指くらいの量を目安に、ゆっくりとよく噛んで食べるのです。ひと口ごとに箸を置いて、玄米であれば２００回噛みをするのです。唾液と混ざってドロドロになります。途中でいつの間にかなくなっていますが、咬み続けます。

家庭菜園で収穫したキュウリやトマトは、１００回噛みをします。味噌汁は10回以上噛みます。とにかく、少食少飲に徹するのです。

１時間くらいかけてよく噛んで唾液をしっかり出せば、満腹中枢が働いて「空腹感」が「幸福感」となるのです。

「食べる工夫」でなく、「食べない工夫」が大切なのです。

箸《はし》置きは、「一口ごとよく噛んで食べる間」「一口ごと味わって食べる間」「ゆっくり会話を楽しむゆとりの間」など……。

間をとる感性は、日本の素晴らしい文化です！　ぜひ、箸置きを使いましょう。

さて、旨いものが、なぜいけないのでしょうか？

なぜ食べ過ぎては、いけないのでしょうか？

それは「血が汚れるから」です。

旨いものと言えば、和食なら寿司、天ぷら、肉ならステーキや焼肉であるでしょうし、トンカツ、ハンバーグ、カレー、餃子、中華料理、イタリア料理、フランス料理、韓国料理……次々と浮かんできます。

子どもの好きな食事ですが、成人病の原因になりやすいものの頭文字をとって、次のように言います。

ハハキトク　オカアサンラヤスメ

これは、次の食事の頭文字です。

- ハンバーグ
- ハムエッグ
- ギョウザ
- トースト
- クリームシチュー
- オムレツ
- カレーライス
- アイスクリーム
- サンドウイッチ
- ラーメン
- ヤキソバ
- スパゲティ
- メダマヤキ

こういった食品の特徴は、どれもタンパク質が多くて、脂っこいものばかりです。タンパク質の多いものは、人間の味覚によくマッチして、どうも「美味しい！」と感じる味のようです。

しかし、この旨いものは「血が汚れる」原因となるのです。これは、赤血球の顕微鏡画像を見ればはっきりします。ほとんど「ルロー（赤血球連銭形成）」という状態になっています。**血液のルロー化は、血行を悪くして「万病の元」になる**のです。

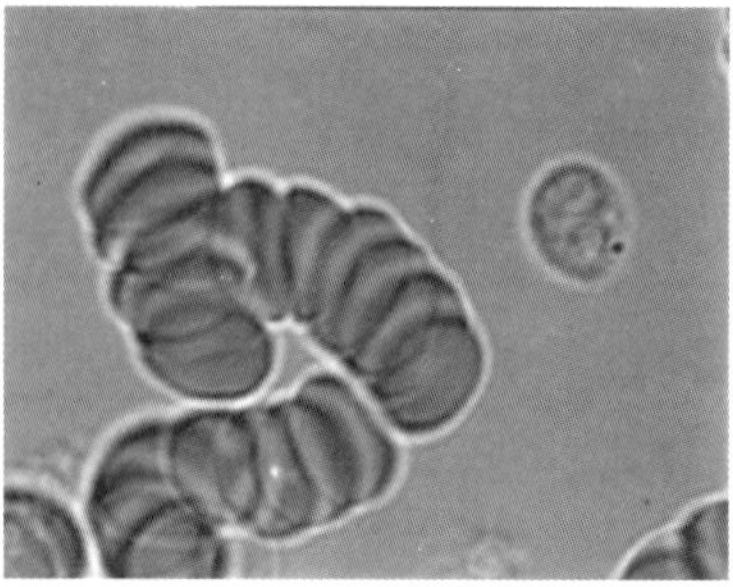

ルロー（赤血球連銭形成）

出典：『世界の医師が注目する最高の食養生』鶴見隆史、評言社

「1日3食しっかり食べろ」の間違い

「朝しっかり食べよう！」とか、「1日3食しっかり食べよう！」というのが現在の常識になっています。そして、みなさん何の疑いもなく食べています。

調べてみると、日本人が1日3食になったのは、江戸時代後期からのようです。それまでは１日２食でした。江戸時代からといっても皆がそうだったわけではなく、明治や大正の頃までは朝食も粗末なものだったのです。

本格的に「朝に栄養を摂ろう」ということで「朝食重視」が叫ばれるようになったのは、やはり戦後、それも昭和30年を過ぎてからです。その頃から「朝食をしっかり」と言われ始めて現在に至っています。

酵素栄養学（鶴見隆史医師主宰の勉強会）を学ぶまでは、私自身も当たり前のように「朝食は食べないといけない」と思っていました。夜遅く食べ過ぎても、朝になるとまったくお腹がすいていないのに、何の疑問もなく「食べないといけない」と思いしっかり食べていました。だから朝は、なんとなくからだが重かったのです。

酵素栄養学によると、朝は「排泄の時間」です。朝はむしろしっかり食べないほうがいい。食べるなら消化がよくて、酵素やミネラル、ビタミン、ファイトケミカルの多い生野菜や果物を摂るのがベストです。

そういう朝食に切り替えて、私はお蔭様で毎朝起きて直ぐに「お通じ」があります。これが一番大切です。今では、体重は学生時代に戻り、お腹まわりもスマートになり、当時の礼服が着られるようになりました。

すごいと思いませんか？

目が覚めてすぐは、内臓その他の臓器が活動していない

からだが活動し始めるのは、起きてから3～5時間経ってからです。だから、目が覚めてすぐ栄養のあるものをしっかり食べたら、ただただ内臓は疲れ果ててしまいます。そして、ホルモン系も自律神経系も異常をきたしてしまうことになります。

「頭脳は朝起床してから3時間経って初めてしっかり活動する」という話を聞いたことはありませんか？　この話はまったくその通りです。

3時間経って活動するのは頭だけではありません。胃も腸も肝臓も腎臓もすべて起床してから3時間後に活動を始めるのです。

朝4時から昼の12時までは、生理リズムでは「排泄」のための時間帯です。この時間帯に3大栄養素（タンパク質、糖質、脂質）をしっかり食べることは、消化と排泄を同時に行うことになるので、からだはマラソンをしながら食事をしているようなものです。からだには大変な負担です。

朝は、食べるなら消化しやすい新鮮な野菜や果物、あるいはその生絞り（低速ジューサー）のスムージーで十分です（※市販のジュースには酵素がありません）。

1日2食で消化器系が休憩できる

1日2食ならば、胃や腸、肝臓その他の消化器系の臓器が働く頻度が少なくなり、臓器の休憩につながります。3食では、消化器系を働かせ過ぎて内臓が疲れ果ててしまい、病気の遠因になります。

消化器系は意思で働く器官ではありません。「休みなさい！」と命じても休んでくれません。だからこそ、しっかり休めるように食物を適切に摂取する必要があるのです。

30 悪しき生活習慣を正そう

遅い夕食や夜食の習慣（夜8時以降の食事）

人の生理リズムは、午後8時から午前4時までは「栄養の吸収と代謝」の時間帯です。

それゆえ、この時間帯に食べることは代謝を悪くするため、慎まなくてはなりません。代謝はすなわち「からだの解毒や再生」をしてくれるからです。

どうしてもお腹がすいて食べたくなったら、消化のよい完熟のフルーツを摂取するとよいでしょう。

過食（1日2400キロカロリー以上の食事）

近代の栄養学は、からだに食物を摂り入れることばかりを考えてきました。入れ過ぎて病気が起こるなどということは、長い間、だれも思わなかったようです。私は、自身の皮膚疾患を患い、その治療の経験から、「過食は最悪だ」と思い知らされました。

酵素は「1日一定量の生産」なので、**食べ過ぎは消化酵素の無駄使いにつながり、代謝酵素の量を減らす**のです。特にカロリーの高い高脂質、動物性の高タンパク質といった消化の悪い食事は、消化酵素ばかりが過剰に使われてしまいます。

過食は著しく代謝を悪くしてしまうので要注意です。

「悪玉サイトカイン」をご存知でしょうか？　サイトカインは、サイト（細胞）とカイン（作動物質）という2つの言葉が合わさってできた言葉です。名前のように、悪玉のホルモン様物質が細胞間の情報伝達の役割を果たして、次のような〝病気の問屋〟になります。

●TNF－α………多く出ると糖尿病に向かう

●ＰＡＩ－１……多く出ると血栓が飛び脳梗塞や心筋梗塞になる
●アンジオテンシノーゲン……多く出ると高血圧になる
●ＩＬ－６……多く出ると白血病やがんになる

脂肪細胞が多い人ほど、このような病気になります。そしてその原因は、飽食、過食、美食、ダラダラ食い、つまり栄養の入れ過ぎです。今は飽食の時代です。このような**脂肪太りで起こった病気には、「抜く」という作業こそ大切**なのです。

その抜く作業こそ「断食」を実行することです。そして、断食に続けてヴィーガン食（菜食）でしばらく生活すると、細胞便秘（細胞に溜まった毒素）がキレイに掃除されます。からだの細胞と組織が栄養を入れ過ぎて太りに太り、その太った脂肪細胞自体が火薬庫のような病気の大元であるのに、そこで起こった病気にクスリという薬毒《やくどく》を入れても、よくなるはずがありません。そのことに早く気づいてほしいものです。

食べてすぐに寝ること

食事をした後すぐ眠ると、いろいろな問題を生じます。胃は、寝ている間の消化が非常に悪いからです。消化不良はすぐに胃の中の腐敗を招きます。胃酸も活動しにくくなります。ピロリ菌などが増えて、胃の中は腐敗菌だらけに……。

しかも、この腐敗した食物は、このまま小腸でも、さらに大腸でも腐敗します。腐敗菌が大繁殖してアンモニアだらけになり、大病や難病の基礎的要因になります。**夜食をしたら、3時間は寝ないで起きていること**をおすすめします。

早食い、間食、ダラダラ食い

食べたら丸呑みしないことです。よ〜く噛んだ後に嚥下《えんげ》したいものです。よく噛むと、唾液アミラーゼが多く出て、消化が大変よくなります。

唾液はからだに欠かせない「生体水」であり、まさに万病の予防となる「自然のクスリ」と言っても過言ではないのです。

唾液の1日の分泌量は、1〜1・5リットルと言われており、それだけの水をからだに取り込まなければなりません。そのためには、自然の恵みである野菜や果物に含まれている水分をしっかり摂りましょう。

早食いや間食やダラダラ食いは、血糖値を急速に上昇させる悪因子です。高血糖⬇低血糖⬇高血糖の連鎖で、インスリンを分泌する膵臓に大変な負担をかけるし、細胞は脂肪細胞だらけになり、万病の引き金になります。

加工食品や食品添加物過多、加熱食の食事

加熱処理して作られた加工食品には、生きた酵素が含まれていません。食品添加物の摂り過ぎも消化を悪くする原因になります。

最初に「過熱食（焼肉・すき焼き・焼き魚・天ぷらなど）」を食べてしまうと、食物の酵素を摂れません。必然的に体内の酵素を使うことになり、限られた体内酵素を浪費してしまいます。

まずは「生から食べること」です。**酵素のある食物が先に胃に入ったら、後から入ってきた食物を消化しやすい**のです。最初にたくさんの生野菜を食べた人は病気になりにくいと言えるでしょう。

ウォーキング不足、運動不足

ウォーキングは毎日しっかりやるべきです。**足のふくらはぎは「第二の心臓」**と言われています。

ミルキングアクションといって、ここが乳を搾《しぼ》るように収縮して全身に血液を送っているからです。**よく歩くことは、全身の血流をよくすることにつながり、足の筋肉の衰えを防ぐことになります。**

人は足から弱っていきます。運動不足が続くとからだの筋肉は廃用委縮し、からだはなまり、かえって活性酸素だらけになります。

１日60分のウォーキングがベストです。

《ウォーキングの効用》

60分歩くと次のように大変よい効果があります。

- **３００キロカロリーの消費**
- **ミルキングアクションにより血液循環改善**

●脚力の維持により、社会生活や精神生活の向上
●ボケ防止

ハード過ぎる運動

ハード過ぎる運動がダメなのは、体内が活性酸素だらけになるからです。また、人体への過度な負荷は、かえって筋骨の故障の原因になることが少なくありません。

私の運動は「たのしく、のんびり、ゆったりと、ほどほどに！」をモットーにしています。

65歳以上の高齢者は、無理をせず適度な運動がベストということです。

日光に当たらないこと

日光は健康の大トピックスです。皮膚にあるコレステロールに日光の紫外線が当たると、ビタミンDができます。ビタミンDは唯一体内で生成することができるビタミンで、

これには紫外線が必要なのです。

このビタミンＤは、活性酸素を退治する役割を持つ一員として大変重要です。１日30分以上は必ず日光に当たりたいものです。

また、**ビタミンＤがないと骨にカルシウムを呼び寄せることができないので、骨粗鬆《こつそしょう》症《しょう》のリスクが高まる**のです。

「日光が悪い」と勘違いしている人は、欧米人にはあまりいません。日本人だけそう考えている人が多いのは、日光の紫外線が悪く言われて、それが根強く残っているからでしょう。肉しか食べず生野菜を食べない人が皮膚がんになったため、日光に当たることが悪いとされただけです。

生野菜やフルーツをしっかり摂れば、日光のプラス面の効果は大きいのです。日光に当たるとビタミンＤのみならず、カルシウムの吸収、一酸化窒素（ＮＯ）の活性化、セロトニンの活性化、続いて夜にメラトニン効果（睡眠の促進）、体温上昇、免疫力向上とからだによいことがたくさんあります。

不眠症の人は、日光浴を60分すると、夜メラトニンが出てよく眠れる可能性が高くなります。ＮＯは血管を拡張し、微小循環をよくするので健康には欠かせません。

睡眠不足や昼夜逆転の生活

睡眠は絶対に不足してはなりません。なぜなら、眠っている間に充電するように体内酵素が生産されているし、**からだのさまざまな組織も眠っている間に「解毒」「再生」「修復」がなされているから**です。

成長ホルモンは眠っている間に分泌されるのです。まさに「寝る子は育つ」です。昼夜逆転は、人間の生理に反しています。自律神経を乱し、代謝を極めて悪くし、ホルモンバランスをかき乱すので、選択できるならば、一時的なことはともかく、深夜の仕事は極力しないことです。

タバコの害

タバコこそ悪い物質だらけです。最低でも300種類の炎症を起こす物質が入っています。

タバコを吸うと肺がやられると言われますが、まず起こることは胃炎と腸炎。次いで気管支、咽頭、喉頭、食道炎そして全身が蝕まれます。

タバコはまず、腸の悪玉菌を増加します。この処理に白血球が遊走《ゆうそう》（移動すること）され、その死骸が活性酸素を生み、全身の正常細胞を破壊するのです。

その結果、あらゆる臓器が酸化してあらゆる病気（がん・脳梗塞・心臓病など）の元凶になるのです。健康を論ずるなら、タバコを吸う人は〝論外〟ですね。

過度の飲酒

お酒の飲み過ぎは、酵素のむだ使いにつながり代謝を著しく下げます。

お酒を代謝するときに、二日酔いの原因のアセトアルデヒドが産生されます。体内にはアセトアルデヒドを分解するある程度の酵素がありますが、その能力には限界があります。個人差はありますが、平均すると体重60キログラムの人で、1時間に7グラム程度のアセトアルデヒドが分解できます。

7グラムとは、日本酒に換算すると0・2合分、ビールでも大瓶3分の1程度です。

つまり、ビール大瓶1本飲んだら、アセトアルデヒドを分解するのに約3時間かかることになります。5合飲んだとすれば、分解するのに25時間かかることになり、1日中分解作業を続けることになります。

休肝日を作らずに毎日飲んでいる場合、体内に溜まった毒が肝臓を痛めつけてしまうのです。

そもそも日本人は、アルコールを分解する酵素をあまり持ち合わせていない民族です。そのため、アルコールで顔がすぐ真っ赤になったり、酒酔いしたりする人が多いのです。お酒はくれぐれも控えめにする。これが酵素のむだ使いを防ぎ、代謝をアップさせる最善策です。

私はお酒が大好きで、お酒なら何でも飲めるタイプですが、飲んだ翌日はなんとなくすっきりしません。そこで意識的に週に2〜3日は、休肝日を儲けています。

「酒は百薬の長だからからだにいいんだ！」と言いますが、やはり飲み過ぎはよくないことを肝に命じるべきでしょう。

31 からだに悪い食べ物、からだによい食べ物

「からだに悪い食べ物」とは、加工食品に含まれる添加物や野菜などの残留農薬などですが、できるだけこれらを避けるのは当然です。ここでは、普通に食べ物として摂っているものを紹介します。

肉類や牛乳、卵など動物性タンパク質を過剰摂取しない

タンパク質は、アミノ酸という栄養素が１００個以上も糸でつながれたような状態でできています。この糸でつながれたアミノ酸を消化吸収するためには、まずバラバラに

分解しなくてはなりません。この作業に手間と時間がかかるのです。

タンパク質漬けの食生活は、消化できないタンパク質が腸内に残留して、腐敗菌を増やすことになり、腸内に万病の元である「猛毒のアンモニア」を発生させるのです。

アンモニアが、解毒器官の肝臓を痛め、肝臓で処理できない場合は、血液に乗って全身へと波及していきます。また、アミノ酸の分解には多量の消化酵素を必要とするため、体内酵素の消費にもつながります。

食後の血糖値をすぐに跳ね上げてしまう「高ＧＩ食」を避ける

炭水化物の質、つまり「血糖値上昇型」か「血糖値緩やか型」かを評価する指数として、血糖指数（Glycemic Index：ＧＩ）があります。ＧＩとは、ある炭水化物が食後にどの程度血糖値を上昇させるかの指数で、０～１００の値で示されます。

食後の血糖値をすぐに跳ね上げてしまう「高ＧＩ値食（70以上）」は、精白された炭水化物全般ですが、肥満や糖尿病の原因になり、さまざまな生活習慣病を誘発してしまうことが少なくありません。

特に食パン（91）やあんパン（95）などの小麦粉は、なるべく控えるべきです。小麦粉は、粉にすれば酸素に触れる面積が大きくなり、当然酸化度（錆びや老化）が増えていきます。古い小麦粉ほどからだによくないのです。

また、ジャガイモ（90）よりサツマイモ（55）、白米（84）よりは玄米（56）、うどん（85）よりは日本そば（59）のほうが血糖値は上がりにくい。

白砂糖の摂り過ぎは万病の元

最も気をつけるべき食材は白砂糖です。高ＧＩ値１００の白砂糖は、加工・精製された「単純炭水化物《たんじゅんたんすいかぶつ》」です。食物繊維やビタミン、ミネラル、ファイトケミカルのない物質で、抗酸化物質がまったくないのです。

砂糖は、嗜好品《しこうひん》として飲食するお菓子や清涼飲料水にも多量に含まれています。**胃腸に入ると血糖値が上昇するだけでなく、いきなり細菌やカビ菌のエサとなり、活性酸素を増やす**大元になります。

その結果、腸壁のバリアを壊してしまうのです。その典型的な弊害が、さまざまな病気の引き金になる「リーキーガット症候群」です。リーキーガットの「リーキー」とは「漏れる」の意味、「ガット」は「腸」のことです。

本来、腸壁のバリアは体内に不要のものや有毒なものを取り込まないように機能しています。しかし、単純炭水化物である白砂糖や砂糖菓子、食パンや菓子パンなど小麦粉の過剰摂取、そして高タンパク食や糖化食《とうかしょく》（後述）、タバコ、化学薬剤などの長期摂取が続くと、バリア機能が破壊されてしまうのです。特に、アミノ酸まで分解されないタンパク質のかけらが厄介者です。

このことによって、免疫システムは血液中に存在しない異物が入ってきたと思い、からだを守ろうとして、アトピーや喘息といったアレルギー症状を起こすのです。

広がった穴を正常にするには、こういった悪いものを食べないか少なくすることと、酵素の多い生野菜をよく食べることです。単純炭水化物ではなく、**未加工・未精製な複《ふく》合炭水化物《ごうたんすいかぶつ》を食べること**です。

果物、野菜、精白されていない複合炭水化物は、食物繊維、ビタミン、ミネラルを豊富に含んでいます。ＧＩ値が低く、ゆっくり吸収され、血糖値を急上昇させないので、健康維持と病気の改善につながります。

小麦粉食品はなぜ悪いのか

今の小麦粉は、1950年代、ノーベル平和賞を受賞したノーマン・ボーローグという人が品種改良をして、従来の背丈の高い小麦を背丈の低い小麦にすることで、大量に収穫することに成功したものです。この小麦を「矮小小麦《わいしょうこむぎ》」と言います。矮小小麦は、従来種に比べてグルテンタンパク質が非常に多く含まれています。

パンやうどんを作るとき、小麦粉に水をくわえて練っていくと、強い粘り気が出てきます。この粘り気を作っているのが、グルテンというタンパク質です。

もともと小麦に含まれている、粘着性のグリアジンと弾力性のグルテニンというタンパク質が、水を加えてこねることで、絡み合って消化しにくいグルテンになるのです。

消化されにくい小麦で作ったパンを食べると、未消化のものが腸内に残り、体内に入りやすくなります。体内でこの未消化物は〝異物〟とみなされ、それを攻撃する「抗体」ができてしまいます。

抗体は本来、細菌やウイルスなどの異物からからだを守るための〝武器〟です。小麦のグルテンは消化されにくいために、体内で異物と見なされ、それを攻撃する抗体ができてしまうというわけです。

このことが、小麦アレルギーを起こす原因です。現在、**小麦は卵、牛乳と並んで「アレルギーを起こしやすい三大食品」の1つ**となっています。つまり、今の小麦粉のパン（全粒粉をのぞく）、パスタ、うどん、ラーメンは、あまり食べてはいけない食品なのです。

糖化・酸化した食品がからだにダメージを与える

「糖化」とは、簡単に言うと「糖に化けること」です。焼く、炒める、揚げるなどの調理によって糖化が起こります。よく食べる天ぷらやフライ、さらには甘辛く煮たり焼いたりした料理も糖化した食べ物です。

一方、生《なま》、蒸《む》す、茹《ゆ》でる、煮《に》るといった調理法では、ほとんど糖化しません。

糖化は一般的に「AGE」と言われます。これは「Advanced Glycation End-product」の略で、訳すと「終末糖化産物《しゅうまつとうかさんぶつ》」です。つまり、調理などによって、最終的にタンパク質と糖質がガチガチに結合して離れなくなった状態が「糖化」なのです。このとき、タンパク質はひどく酸化しています。病気や老化の原因は酸化によるものですが、「糖化」はさらにそれを上回る毒でもあります。

「糖化」の裏には、「酸化」があることを知りましょう！

糖化した食品を食べることによって、からだは「酸化＋糖化」のダブルパンチを受けることになり、大きなダメージを受けてしまうのです。

例えば、パンをトースターで焼くとこんがりとキツネ色になりますが、これは糖化反応の1つです。ひとたび糖化したものは元の状態には戻りません。トーストしたパンが、元のパンに戻らないのと同じです。

また、調理して時間が経った揚げ物や炒め物には、酸化した油（過酸化脂質）が含まれています。揚げたてでも、初めから酸化した油で揚げていたら、どうしようもありません。酸化した食品を食べるのは、活性酸素を食べているのと同じことになります。

「体によいもの」とは、「酵素たっぷり生野菜や果物」と「腸が喜ぶたっぷりの食物繊維」を摂ることであると本章で述べました。その他にも、同じくらいに大切なものがあります。

腸の働きをよくする「酢」と酵素の宝庫「発酵食品」を摂る

発酵食品というとチーズやヨーグルトなどを思い浮かべると思いますが、**チーズやヨーグルトなどの乳製品には、「カゼイン」という毒性の強いタンパク質が多い**のでおすすめできません。

私が**おすすめするのは、納豆、塩糀、しょうゆ糀、日本古来の漬け物、味噌、しょうゆ、酢や黒酢、韓国の伝統食キムチ**などです。

特に「畑の肉」と言われる大豆食の中で、納豆は抗生物質のない時代に「食をすすめ毒を消す」と言われていました。さらに納豆菌は、血栓《けっせん》ができるのを防いで心筋梗塞・脳梗塞の予防になるので、植物性タンパク源として毎日食べてよい食材です。

また、糀は国菌《こくきん》と言われ、日本人に欠かせないものです。糀は自分の出す酵素で宿主を食べ、食べ物を分解したり、私たちに有用なもの作り出す不思議な働き「発酵」をするのです。特に塩糀としょうゆ糀は、調味料として食材そのものの味を引き立たせます。

味噌は生野菜の味付けにうってつけですが、よく熟成された良質のものが理想です。

酵素を生かした味噌汁を作るにはコツがあります。

味噌を煮てしまうと酵素が死活するので、具だけを煮た後、「70度以下」に冷めたところで味噌を溶かすのです。

油を摂るならフラックスシードオイル（亜麻仁油）

私たちの体内で作ることのできない脂肪酸を知っていますか？　これは「必須脂肪酸」と言います。オメガ–3脂肪酸とオメガ–6脂肪酸の2種類です。

オメガ–6脂肪酸は、サラダ油やコーン油、紅花油などのリノール酸で、総菜や炒め物などの加工食品によく使われるため、摂り過ぎています。

オメガ–3脂肪酸であるフラックスシードオイルは、現代の偏った食生活を改善する大きなポイントになります。

食用油は植物性だからよいというものではなく、アレルギーなどの現代病を招くリスクの少ない「オメガ–3脂肪酸」がおすすめです。

具体的には、α–リノレン酸を主成分とする「フラックスシードオイル」や「エゴマ

油」、EPA・DHAなどの「青魚油」がよいでしょう。

オメガ-3脂肪酸は酸化しやすいので、遮光ビンに入ったものを選んでください。透明のプラスチックのボトルは、明るいところですぐに酸化しますので、使ったら冷蔵庫に入れておきましょう。

還元水素の「水素茶」を飲む

病気の根源は活性酸素であることがわかってきました。特に、活性酸素の中でヒドロキシラジカルが大変悪さをするのです。その悪玉の活性酸素を還元水素（抗酸化力のある水素）が水に変えてくれるのです。

私がおすすめするのは、小鹿俊郎氏開発の「低電位水素茶製造ボトル」から作られた「水素茶」です。お茶の持つ抗酸化力を最大限に引き出すものです。この中にお茶パックを入れるだけで簡単に水素茶ができます。ちなみに、新鮮な食べ物はだいたい還元力がありますが、時間が経つとともに酸化して栄養価が低くなっていきますから、野菜などは旬のものをできるだけ新鮮なうちに食べるようにしてください。

第6章

咀《そ》嚼《しゃく》の心は母心
噛めば命の唾《だ》液《えき》湧く

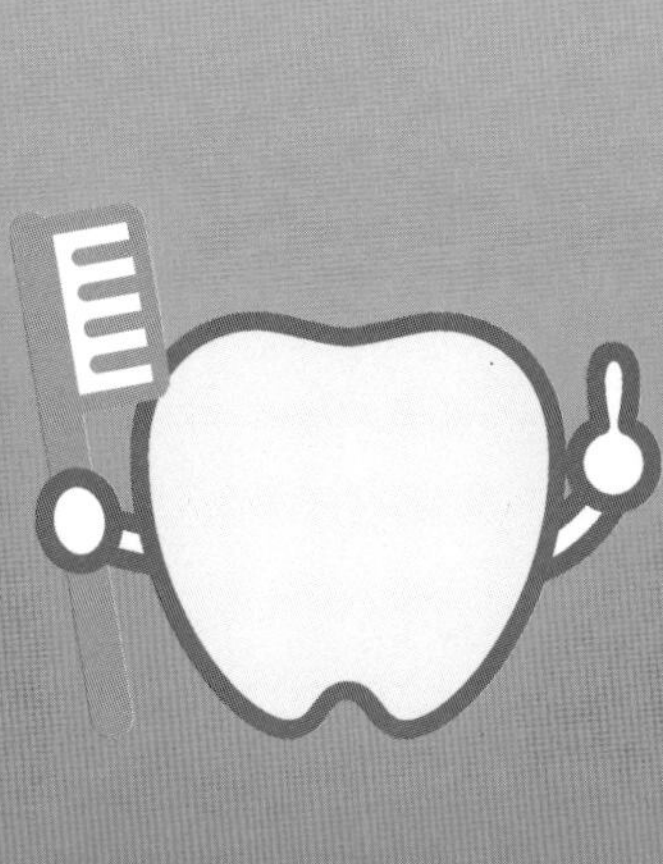

生命を維持するためには水と食物を摂取する必要があります。

もちろん、呼吸も必須です。

これらは例外なく鼻や口から取り込まれます。

生命を維持するすべてのものは口と鼻を通っていくのです。

その働きや機能を知っておくことは、病気のリスクを大きく減らすことにつながります。

32 指圧の心でひらめいた「噛めば命の唾液湧く」

40年くらい前でしたか、テレビのコマーシャルで浪越徳治郎さんという指圧の大先生が次のように言っていました。

「指圧の心は母心！　押せば命の泉湧く！」

私はふと、ウォーキング中にこの言葉を思い出しました。歩きながら、このフレーズは「わかりやすいなあ」と感心しました。

どうしたらもっと歯の大切さを皆さんに伝えることができるのだろうか？　虫歯菌や歯周病菌を取り除くことも大事だが、それよりももっと大切なことを忘れていないだろうか？　そうか！　咀嚼なんだ！　唾液を出すことなんだ！

私は、この想いを浪越さんのフレーズにあてはめたらどうなるかなと思ったのです。

以下は「私の切なる想い」です。

虫歯の治療も歯周病の治療も入れ歯も、今より噛めるためにしている。銀歯は錆びて変形して虫歯になりやすい。歯を長持ちさせるためにはセラミックの治療をすすめている。

そうだ！　歯を長持ちさせてしっかり噛めることが大事なんだ。

咀嚼とは、摂取した食べ物を歯でよく噛んで細かく粉砕することだ。そうすれば食物繊維が唾液としっかり混ざり合って、バイ菌を蹴散《けち》らかしてくれる。消化を助けて栄養も十分に摂ることができる。

食べ物が口に入ったとき、「唾液があふれ出るくらいしっかり噛めることが健康の源《みなもと》なんだ」と確信に至った。

「指圧の心」が「咀嚼の心」になり、「押せば命の泉湧く」が「噛めば命の唾液湧く」になって、「咀嚼の心は母心　噛めば命の唾液湧く」というフレーズが生まれたのです。

患者さんの今ある歯で噛めるようにすることが、私の生涯の使命です。このフレーズの原作者・浪越徳治郎さんに感謝です。

33 虫歯や歯周病の真の原因

あなたは毎日毎日、歯を真面目に磨いていると思います。それでも虫歯や歯周病になってしまう。それは歯磨きが足りないからではなく、虫歯や歯周病の原因がもっと上流にあることに気づいていないからです。

えっ？　上流って何ですか？

それは、あなたの毎日の悪しき食生活です。

そのことは、『食生活と身体の退化』（W・A・プライス著、片山恒夫・恒志会訳、恒志会）にある、次の事実から推測することができます。

１９３５年代、地球上には未開の人がたくさん生活をしていました。ところが文明に接触して美味しいものを食べたら、どうなったと思いますか？

輸入された精白小麦粉、砂糖、缶詰、加工品などを食べてひどい虫歯になったのです。

あなたは毎日、似たようなものを食べたり飲んだりしていませんか？

軟食（やわらか過ぎる食物）、過熱食、加工食品、精製食品、砂糖菓子、和菓子、洋菓子、小麦粉（パン、パスタ、うどん、ラーメン、そうめん）、清涼飲料水、コカコーラ、缶ジュース、アイスクリーム、チョコレート、クッキー……。

「高GI値」の極《きわ》み、カロリーはあっても栄養素のない単純炭水化物《たんじゅんたんすいかぶつ》です。

もう言わなくてもわかりますよね。

これらの食物を極力控えて、噛みごたえのあるものや食物繊維豊富な旬の野菜（葉野菜、根野菜）、キノコ類、海藻類、イモ類、色とりどりの豆類、雑穀、旬の果物などを

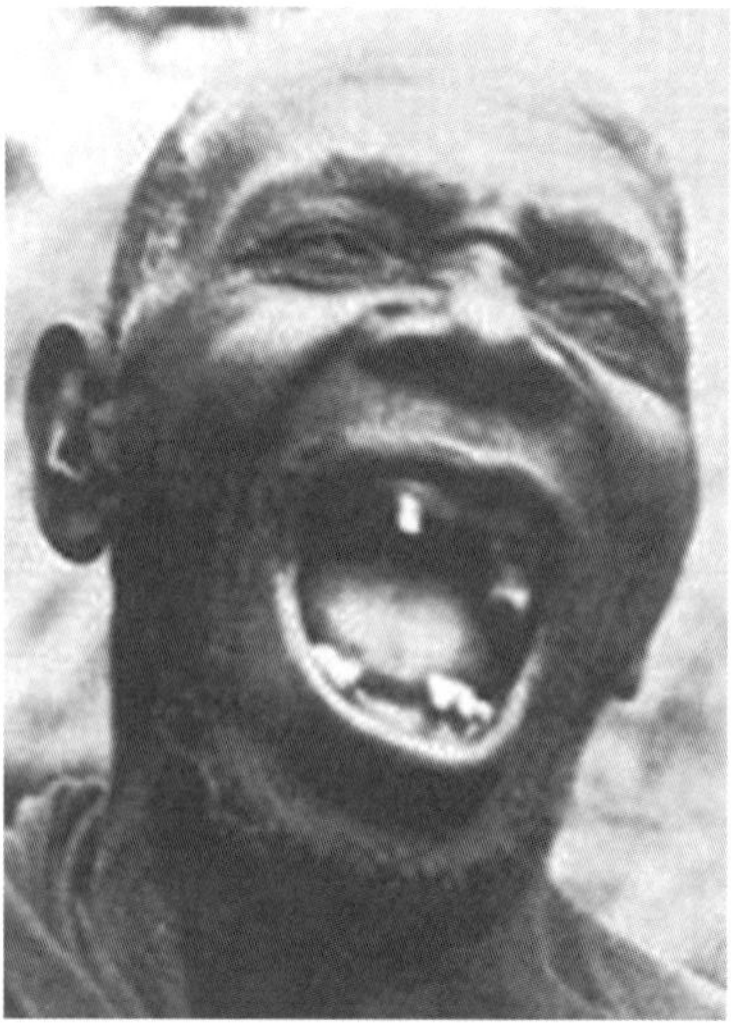

輸入食に依存した人の歯

出典：『食生活と身体の退化』ウェストン・A.プライス著、片山恒夫・恒志会訳、恒志会

「50回噛み」でゆっくり時間をかけ、唾液をしっかり出して食べるのです。

炭水化物はすぐエネルギーになる栄養素ですが、できれば単純炭水化物は少なく、複合炭水化物《ふくごうたんすいかぶつ》を多く摂るように心掛けましょう。

食物繊維・ビタミン・ミネラル・ファイトケミカル（植物性の抗酸化物質）・酵素をいっぱい含んでいる、**元の色と形がわかる未加工《みかこう》・未精製食品《みせいせいしょくひん》をよく噛んで食べましょう。**

これらの代表的な食品が前述の「まごわやさしいこ」です。

豆（ま）、ゴマ（ご）、海藻（わかめ）、野菜（や）、青魚（さかな）、キノコ類（しいたけ）、そして複合炭水化物のイモ類（い）、雑穀（こめ）です。

これらの食品をよく噛むと、歯面を刷掃する「歯ブラシ効果」になり、歯肉への「マッサージ効果」にもなるのです。

食物繊維は腸内細菌のエサとなって悪しき腸内環境が改善します。すると腸内細菌叢が正常化され、免疫力がアップして新型コロナにも打ち勝つことができるからだとなるのです。

「一口50回噛み」できる食物繊維豊富な食材の「食選力《しょくせんりょく》」が病気予防のカギなのです。

6

34 唾液は万病予防につながる自然のクスリ

唾液は噛まないと出ない

食べることは、生きる力を支える基本です。食べることに欠かせないのが歯であり、歯と体の健康は密接につながっています。

そのつながりに欠かせない大切な役割を果たしているのが「唾液」です。

磨いてキレイになった歯の表面は、唾液の成分がコーティングします。その上に、唾液成分を好む善玉菌が定着し、健全な歯垢が形成されていくのです。

また唾液は、腸内環境を整えるための重要な役割も担っています。

唾液は「唾液アミラーゼ」といって、デンプン（穀物）を消化する働きがあります。

私たちは歯で何回も咀嚼し、唾液と食物を舌の上で混ぜ合わせながら体内に送り込んでいきます。

つまり、唾液が少なければ〝健全な歯垢〟が形成されないばかりか、うまく飲み込むことができず、食物が腸内で消化不良を起こし、病気を起こす原因にもなりかねません。

咀嚼は、母親が赤ちゃんにおっぱいを与えるようなもの。赤ちゃんがおっぱいを飲まないと、母乳は枯渇《こかつ》します。**しっかり咀嚼することで唾液腺からたくさんの唾液が溢れ出て、自分のからだに命を与えてくれるのです。**噛まないと唾液は出ないのです。

耳下腺・顎下腺・舌下腺は「三大唾液腺」

唾液腺《だえきせん》は、「唾液泉」です。

唾液の泉を枯渇させないように、しっかり噛んで唾液をタップリと出しましょう。

まさに、「噛めば命の唾液湧く」ですね。

つまり唾液は、からだに欠かせない「生体水《せいたいすい》」であり、万病を治す副作用のない〝自然の妙薬〟といっても過言ではないのです。

1日に分泌される唾液の量は1リットル以上

唾液をはじめとした粘液を作り出すのは食物繊維です。食べるものが偏っている人は、粘液が少なくなります。

肉や魚には食物繊維がありませんから、粘液を作り出す材料がないということです。また、前述のように、よく噛むことも粘液を作るためには不可欠です。

そして何より、一番重要なのは「水」です。唾液は、自らがからだに取り入れた水を再利用しているということです。唾液の1日の分泌量は、1～1・5リットルと言われており、それだけの水分をからだに取り込まなければなりません。

どのような水を飲み、唾液として再生させるか？ 健康の入口である口内環境を整え、健全な歯と腸内環境にするためにも、「食べる物」と「飲む水」を大切に考えてほしいと思います。

35 健康は「健口」から、幸福は「口福」から

「ゆっくり食べる」ことの効用

食事をするとき、時間をかけて、よ～く噛んで食べます。するとどうなるでしょう。時間をかけることで、歯や歯ぐきが鍛えられて、顔つきもキリッと引き締まってきます。また、ゆっくり食べることで唾液が充分に出ますから、胃腸の調子もよくなり、心もリラックスしてきます。

反対に、セカセカ食べる人は、次から次へと箸を動かしては、丸のみできるような柔らかい食べ物ばかり選んで、何回か噛んだらすぐにゴックン。

唾液が充分に出ていないのに飲み込むので、胃腸炎を患う要因になります。そして、

脳の満腹中枢が血糖の上昇をキャッチするまでに食べ過ぎてしまいます。

これではからだに余計なストレスがかかってしまいます。そうしてため込んだストレスは、がんや成人病、老化の原因になるなど、ろくなことはありません。

怖いですね。極めて大事なことなので何度も言わせてください。

「健康《けんこう》は健口《けんこう》から。幸福《こうふく》は口福《こうふく》から」です。**口の健康なくして、全身の健康はありえないのです。**もっと言えば、**歯の健康なくして、全身の健康はありえないのです。**

「何を口に入れるか」について正しい知識を身につけて、自分や家族の健康を守っていきましょう。

よく噛む8つの効用「ひみこのはがい〜ぜ」

美食（グルメ）飽食という言葉で形容される現代人の豊かな食生活……。

しかし、糖分の多い加工食品の普及、加熱調理法の進歩などで現代人の噛む回数は大幅に減りました。

ずっと時をさかのぼり、卑弥呼のいた時代（弥生時代）は、食事1回分の噛む回数は平均3990回で、時間も50分かけていたとされています。

それに比べて我々現代人の噛む回数は620回、時間もたったの10分しかかけていません。卑弥呼の時代の人たちはよい歯や歯ぐきであったと考えられており、「ひ・み・こ・の・は・が・い～ぜ」（卑弥呼の歯がいいぜ）という語呂で表されるように、噛むことには8つの効用があります。

①ひ…肥満の予防

太った人と痩せた人が一緒に食事をすると、太った人のほうが早食いの傾向にあります。よく噛まないと早食いになり、満腹感を得るには過食となり、肥満につながります。

②み…味覚の発達

よく噛むことにより、それぞれの食品の持つ特有の味がわかり味覚が発達します。よく噛まないと偏った味覚になりがちです。

③こ…言葉を正しく発音

よく噛むと顎や顔面の成長を促します。顎の骨が発達しないと口の中が狭くなり、舌の発達だけが正常だと、口の大きさとアンバランスになり、充分に舌を運動させて正しい発音ができなくなります。また、顔面が細面になって歯並びを悪くする原因となります。きれいな歯並びは、言葉を正しく発音させます。

④の…脳の発達

噛むためには、顎を動かすたくさんの筋肉が協調して働くことが必要です。また、歯の根のまわりには神経がたくさん取り巻いて脳につながっています。

噛むときにかかる力の情報は神経によって脳に伝えられ、脳は歯や筋肉と情報のキャッチボールをしながら、うまく噛めるように顎を動かします。よく噛むことは、脳に生き生きと血液を循環させ、脳の健やかな発育を促します。

⑤は…歯の病気予防

噛むことによって、歯ぐきや口の粘膜はマッサージ作用を受け、リンパ液や血液の流れが促進されて、これらの組織の健康を保ちます。

唾液の分泌もよくなって、口の中を清潔にします。特に繊維性の食品を噛むことで、歯の汚れ（プラーク）をある程度取り除くことができます。

⑥が…がんの予防

がんの発生を防ぐには、発がん性物質を体内に入れないことが重要です。

唾液中の酵素は、食物の中に含まれた発がん毒性を減少させるのです。よく噛めば、唾液の分泌が促進されてがんの予防になります。

⑦い…胃腸快調

噛む運動は唾液の分泌をよくしたり、消化吸収をよくする第一段階の働きをします。よく噛んだ刺激は脳から胃に伝えられ、胃の働きもよくします。

⑧ぜ…全力投球

噛みしめることはスポーツだけでなく、あらゆる活動を始める際に絶対必要なことです。歯を食いしばって頑張るのです。

おわりに

「生老病死《しょうろうびょうし》」は世の人の常。「生老死《しょうろうし》」は避けられないとしても「病《やまい》」を健康長寿に変えることはできないだろうかと願い、本書を執筆することにいたしました。

私自身、20代のときにアレルギー性鼻炎を発症して、点鼻薬が欠かせない状態でした。季節の変わり目など鼻水とくしゃみの連発で大変苦しみました。治らないとあきらめていましたが、耳鼻科に通ってみました。

1週間に1回、複数のアレルゲンを腕に注射で入れて体質改善をするという減感作療法《げんかんさりょうほう》を1年間試みましたが、改善しませんでした。

当時は、食べ物が原因だとは、まったく思いませんでした。35歳のとき、肛門周囲に膿がたまり痔瘻《じろう》になりました。あまりの痛さに我慢できなくなってやむなく手術し、3週間も入院したことがあります。今思えば、肉の食べ過ぎだったとはっきり言えます。

また、63歳のとき、真夜中に喘息発作で呼吸困難となり、生まれて初めて救急車に乗り、市民病院に運ばれて一命を取り止めました。呼吸器内科にかかり、一生クスリを吸入するようにすすめられました。気道が狭くなって息ができなくなるので、吸入薬で広くするのだそうです。クスリは副作用があるので一生使いたくないと言うと、「また再発しますよ」と言われました。

「クスリをやめたらまた再発するのでは、治っていないのではないか?」「その場しのぎの対症療法ではないのか?」と思い、私はクスリを飲むのを止めました。そして、何かクスリ以外に根本療法はないのだろうか……ずっと思っていました。

2017年11月、68歳の秋に難病の皮膚疾患「類天疱瘡」に罹り、皮膚科に通院しました。ステロイド剤と抗生物質を投与されました。クスリを飲んだら治ると思って、まじめに飲んでみましたが、難病と言われるだけあって一向によくならなかったことは、本文で述べたとおりです。

そんな折、鶴見隆史医師の著書に出合い、導かれるように「鶴見酵素栄養学セミナー」に参加することにしました。セミナー開催初日の前日、鶴見クリニックに伺い、診療していただきました。そして「半断食」と「抗酸化な食事」を処方されました。途中、数々の好転反応で挫折しそうでしたが、鶴見医師の根本原因を治療する自然療法（ナチュロパシー）を実践して嘘のように改善しました。

これら私自身の症例は、自分の中にある自然治癒力を最大限に発揮したから治癒できたのだと思います。自分が何としても治そうという強い意志と覚悟がないと、強い好転反応が出てくじけてしまい、その結果クスリに頼ってしまいます。

私の場合、改善して2か月近く経ったとき弱音を吐いて「肉を食べさせてください」とお願いしました。鶴見医師は「1年間は無理でしょう」との返事。肉大好きだった私は、我慢できなくなって、もう治ったと思ってお肉を食べてしまいました。

すると1か月近く経って再発しました。肉をやめれば症状は治まっていきました。ショ糖も最悪でした。誕生日祝いのケーキを食べてしまったのです。するとまた再発です。

これで私は悟りました。

食べたものが病気を作る！

今は類天疱瘡も喘息もアレルギー性鼻炎もいつの間にか影をひそめ、健康なからだを取り戻し「健康の有難さ」を噛みしめています。

妻は、2018年に人生68年の生涯を閉じて旅立ちました。若い頃に妊娠中毒になり、担当の医師から毎回中絶を宣告されましたが、拒否して1男2女、3人の子どもを授かりました。

腎不全による20年以上の透析と突然の脳出血、乳がんの手術にもかかわらず、持ち前の努力と明るさで奇跡的に回復して、車イスの生活から自立歩行できるまでになっていました。妻はまわりを明るく照らす太陽のような存在でした。長い闘病中、常に「ありがとう」と感謝の思いを周囲に表していました。そして「楽しい人生だったね。みんなが幸せに、正しく生きていってほしい」との言葉を残して旅立ちました。

妻の願いは、「多くの人に幸せになってもらいたい」でした。その願いを叶えるためにも私はこの本を書きました。

父が早く逝去したことは「はじめに」でお伝えしました。私が一人前の歯科医になるまで、本当に数多くの方々に支えられてきました。

特に、急逝した義兄の小松昭紀先生には、歯科大学への入学から卒業まで、そして小松歯科に勤務して中西歯科開業までの14年間もの長きにわたって、歯科医師としてのあるべき姿を指導していただきました。この度の出版では、食育に造詣《ぞうけい》の深かった泉下《せんか》の義兄もさぞ喜んでいることでしょう。

出版にあたって多くの方々のお力添えをいただきました。特に、鶴見クリニック院長の鶴見隆史医師には、酵素栄養学セミナーで多大なご指導をいただきました。そして、一般社団法人歯の寿命をのばす会の伊勢海信宏先生、株式会社マザーズハートの折笠廣司社長、味覚の学校ひろしまの井上明美先生、横内醫院の横内正典先生、広島トレーニングセンターの金澤利翼会長、中西歯科医院のスタッフの皆様、私にかかわるすべての皆様、本当に有難うございました。感謝申し上げます。

私は、2026年に喜寿を迎えます。私にかかわる多くの方々の健康長寿を全うすべく、命ある限り天職である歯科医道に邁進する所存です。

2023年元日　庭園の宿「石亭《せきてい》」にて記す。

中西 保二

《参考文献》

「酵素」が免疫力を上げる！　鶴見隆史／永岡書店
細切り寒天健康法　鶴見隆史／かざひ文庫
食物養生大全　鶴見隆史／評言社
世界の医師が注目する最高の食養生　鶴見隆史／評言社
3days断食　鶴見隆史／評言社
97パーセントの人が知らない歯の寿命のルール／一般社団法人 歯の寿命を延ばす会
なぜ歯周病で歯が抜けるのか？／一般社団法人 歯の寿命を延ばす会
虫歯になる原因とセラミックの効果／一般社団法人 歯の寿命を延ばす会
W・A・price 食生活と身体の退化　片山恒夫訳／栄光出版社
歯槽膿漏抜かずに治す　片山恒夫／朝日新聞社
開業歯科医の想い　片山恒夫／栄光出版社
味覚の学校　折笠廣司　浜野光年／マザーズハート
あきらめない！　慢性的なからだの悩み　横内正則／たま出版
3DS 除菌療法マニュアル〔歯周基本治療編〕／Medicalプランニング

健康づくり・保健指導用　食育・生活習慣改善小冊子／Medicalプランニング
５つのセルフ・ヒーリング／「新医学研究会」編著
すごい元気がとまらない５つのセルフヒーリング　船瀬俊介／ヴォイス出版
薬の９割はやめられる　松田史彦／ＳＢクリエイティブ
ブラッシングの威力　丸森賢二／医歯薬出版
口の体操「あいうべ」　今井一彰／マキノ出版
舌は下でなく上に　宗廣素徳／文芸社
笑いで健康長寿　橋元慶男／星雲社
白米が健康長寿を縮める　花田信弘／光文社新書
麹親子の発酵はすごい！　山元正博　山元文晴／ポプラ社
麹のちから　山元正博／風雲舎
実験医学２０２１年10月号　特集 口腔細菌叢　企画 山崎和久／羊土社
２つの扉　高橋佳子／三宝出版
万人幸福の栞　丸山敏雄／新世書房

《著者略歴》

中西保二（なかにし・やすじ）

1948年、広島市生まれ。1973年、愛知学院大学歯学部卒業。同年、ア歯科広島東グループ小松診療所勤務。1980年、中西歯科医院開設。2003年、医療法人あした会中西歯科医院設立。

現在、中西歯科医院理事長。一般社団法人国際歯周内科学研究会会員。歯科医師臨床研修指導医。養心館館長。広島大学医歯薬学部剣道部師範。剣道教士7段。

「歯」はもちろんのこと、大切な「からだ」を健康な状態で一生お手伝いすることを使命として日々精進している。

■医療法人あした会中西歯科医院ホームページ

https://www.251-6480.com/

ずっと健康で長生きしたいなら 噛んで唾液を出しなさい

2023年 1月 15日 初版 第1刷 発行

著 者 中西 保二

発行者 安田 喜根

発行所 株式会社 評言社

東京都千代田区神田小川町 2-3-13 M&C ビル 3F（〒101-0052）

TEL. 03-5280-2550（代表） FAX. 03-5280-2560

https://hyogensha.co.jp

印刷 ㈱シナノパブリッシングプレス

ISBN978-4-8282-0734-6 C0077

定価はカバーに表示してあります。

落丁本・乱丁本の場合はお取り替えいたします。